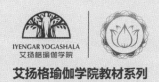

艾扬格瑜伽学院教材系列

YOGA

Iyengar Yoga Cancer Book

[美] 洛伊丝·斯坦伯格 著

王晨 译 刘佳 审

艾扬格瑜伽
癌症问题辅助习练

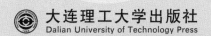

大连理工大学出版社
Dalian University of Technology Press

简体中文版 © 2023 大连理工大学出版社

著作权合同登记 06-2022 年第 50 号

版权所有·侵权必究

图书在版编目（CIP）数据

艾扬格瑜伽．癌症问题辅助习练 ／（美）洛伊丝·斯坦伯格著；王晨译．-- 大连：大连理工大学出版社，2023.1

书名原文：Iyengar Yoga Cancer Book

ISBN 978-7-5685-3995-1

Ⅰ．①艾… Ⅱ．①洛…②王… Ⅲ．①癌—康复—瑜伽—图解 Ⅳ．① R161.1-64 ② R730.9-64

中国版本图书馆 CIP 数据核字 (2022) 第 234689 号

出品：龙象（广州）文化科技有限公司

艾扬格瑜伽 —— 癌症问题辅助习练

AIYANGGE YUJIA —— AIZHENG WENTI FUZHU XILIAN

大连理工大学出版社出版

地址：大连市软件园路 80 号　　邮政编码：116023

发行：0411-84708842　邮购：0411-84708943　传真：0411-84701466

E-mail:dutp@dutp.cn　　　　URL:https://www.dutp.cn

辽宁星海彩色印刷有限公司印刷　　大连理工大学出版社发行

幅面尺寸：185mm×260mm　印张：15.25　字数：352 千字	
2023 年 1 月第 1 版　　　2023 年 1 月第 1 次印刷	

项目统筹：刘新彦　　　　　　　　责任编辑：张　泓

责任校对：裴美倩　　　　　　　　封面设计：冀贵收　张秋雯

ISBN 978-7-5685-3995-1　　　　　　定　价：149.00 元

本书如有印装质量问题，请与我社发行部联系更换。

献给 B. K. S. 艾扬格

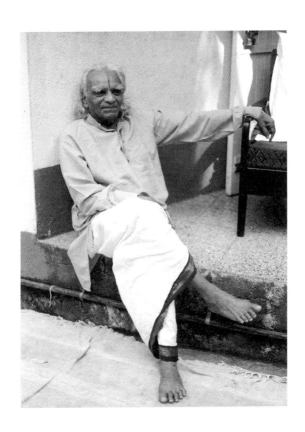

我双手合十向帕坦伽利致敬

他给予我们瑜伽,让心意平静圣洁

他给予我们语法,让言语清晰纯净

他给予我们阿育吠陀,让身体健康完美

致 B. K. S. 艾扬格、吉塔·S. 艾扬格及普尚·S. 艾扬格

Foreword

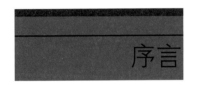

序言

　　我从头至尾通读了洛伊丝·斯坦伯格的这本书。她花了大量时间向那些被病痛折磨、深受痛苦，或是日后有可能会面对这一病症的人们介绍艾扬格瑜伽对癌症患者的益处。 这本书不仅可以帮助患者舒缓病痛，而且有助于患者更加从容地接受病痛。

　　本书作者提出了各种方法，帮助患者以愉快的心情与病痛相处。

　　本书图示清晰，任何人都可以在辅具的支持下勇敢地习练。

　　洛伊丝是一名刻苦的学生，我相信，癌症以及疑似患者只要马上开始积极习练，不拖延，这本书将为他们提供巨大帮助。

瑜伽曾帮助过许多癌症患者。我相信，这本书对于从未涉足这个领域的朋友而言，将是一份极佳的指导材料。遵循洛伊丝详细的解释说明，读者们会有满意的习练。祝洛伊丝以及本书取得巨大成功。

2013 年 3 月 29 日

B.K.S. 艾扬格

Contents

目录

第四章　第三阶段体式序列 / 97

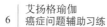

绪　论

瑜伽无法治愈癌症，但是习练体式和调息的各种变体可以帮助患者缓解癌症的痛苦，辅助治疗过程，提高生活质量①。然而，如果患者在确诊前不曾习练过瑜伽，那么最好等到治疗结束再开始习练。

B.K.S. 艾扬格对癌症治疗和康复期间的瑜伽习练做过一个重要论述："腋窝和腿窝必须伸展。"这些位置的淋巴结会像过滤器一样清理体内的有害物质。通过体式习练，这些区域空间会扩大，有助于淋巴结更好地工作。这个工作过程有三个阶段，这三个阶段要与整体序列以及具体体式的主动和被动特性相对应。第一阶段是被动序列，完全由被动（修复）体式构成；第二阶段在被动序列的中间加入几个主动体式的变体；第三阶段引入常规习练，即以主动体式开始，以被动体式结束。

根据学生健康状况和瑜伽习练经验的不同，每一阶段的每个体式都可分为初级、中级、高级变体。比如，第一阶段习练的仰卧体式，背部垫比较低的毛毯（初级），而非较高的抱枕（中级）支撑，以便躯干逐渐轻柔地拉长、展宽。当习练变得轻盈，身体得到延展后，便可以使用抱枕作为支撑物。第一阶段的进阶变体可以继续提升支撑物的高度，如在抱枕上方沿着背部横向放置一块斜木板。这样可以提升被动体式的活力。

习练的第一阶段适合于癌症症状明显或是尚未痊愈的患者。同时也适合于已经脱离了癌症影响，但尚未摆脱治疗的负面影响阶段的患者。第一阶段，患者应习练以下序列至少一年，直到身体脱离癌症影响，已完成所有的治疗。此时身体能量应已完全恢复。理想情况下，在治疗之前就开始习练，以便患者能够熟悉序列，开启疗

① 见附录。

愈过程。习练有助于维持或恢复白细胞的正常水平，使得癌症治疗不那么痛苦。

在第一阶段，身体的打开应循序渐进，特别是在手术后、化疗期或是放疗期，此时神经、组织和免疫系统都有损伤。癌症与治疗均会使身体过热，形成疤痕组织，出现麻木、疼痛状况。这时利用被动体式让身心得到修复，对于消除以上负面影响至关重要。Supta Baddha Koṇāsana（仰卧束角式）等仰卧体式，Setubandha Sarvāṅgāsana（桥形所有肢体式）、Viparīta Karaṇī Sarvāṅgāsana（倒箭所有肢体式）等倒立体式可以非常好地应对这些情况。它们可以在化疗或放疗之后帮助组织愈合，给身心"降温"。"降温"是指建立起神经耐受力，以便应对癌症和治疗造成的产热效应。

第一阶段的习练适用于癌症未痊愈的患者。体式习练可以提升生活质量，配合每日习练间断 Viloma Ⅱ（调息法二）和 Bhramari（蜂式调息法）（参见第九章）能巩固生活质量。

要从癌症以及治疗中康复，需要疗愈性的瑜伽习练。疗愈过程中习练会变化，但是各习练阶段的演进并无明确的标志。状态好时，习练者可能会想要尝试更具有挑战性的体式。从心理来说，习练者渴望做更多的动作或是在体式中尽可能地伸展。无论处于哪一个习练阶段，瑜伽教师都应观察习练者是否紧闭双眼，外眼角是否紧张僵硬，有没有屏住呼吸，以及身体的正位是否变得僵紧、不灵活。这些信号都说明习练出了问题，习练者超过了自己的能力范围，在尝试更加挑战的变体时尤其如此。无论身体、心理还是神经，都不应该存在紧张、摇晃或颤抖。习练过后感到疲劳甚至精疲力尽，说明所习练的体式并不适合，浪费了能量。习练者也应该明白自己尚未准备好，意识到身体的疲劳，甚至筋疲力尽的情况，然后踏实地回归到之前的体式习练。有时候对于那些太过心急的习练者，我虽然知道他们还没有准备好，但会有意让他们练一些更加活跃的体式。

偶尔一节课过于活跃并无害处，反而可以帮助习练者意识到自己操之过急。但是，持续不正确地习练，必定会导致身体受伤，并且习练者未来也会亲身体会到操之过急造成的结果。第一次尝试过后（大约几周的时间），习练者便可和瑜伽教师协商，正确地衡量自己是否有信心、有能力提高难度。

在习练的第二阶段，习练者逐渐更加主动地锻炼身体健康的区域，消除不健康区域存在的空间。比如，乳腺癌患者，所有的力 / 动作都应来自后胸腔，即健康的区域，因为胸腔的前侧无法做功，此处已经不健康，有了损伤。各种体式均应是凹背的，以便疏通胸腔的堵塞部分。体式凹陷的力应来源于胸背吸入身体，斜方肌向下延伸向腰部，背阔肌朝脊柱延伸。这些背部凹陷的力使身体循环从健康区域流向胸部区域。从一个更精微的层面来讲，背部凹陷的力使背部内层皮肤从横膈膜向下（朝双腿）运动，背部外层皮肤向前进入身体。外层皮肤保持被动状态，这样肌肉和组织才会保持柔软。无论面对哪种癌症和治疗方法，这些力都会带来疗愈的内环境，滋养重要的身体器官。

当身体整体康复后，就要开启第三阶段的习练了。课程与内容取决于个人在诊断与治疗之前瑜伽习练的质量和精力投入的程度。习练者如果因为确诊癌症才开始学习瑜伽，或是之前并没有稳定的个人习练，只不过是上瑜伽课才习练而已，那么这里建议其参加入门课程，并且坚持每日习练。在家习练应选择更有助于强健身体并产生热量的有起反作用的体式，如 Utthita Trikoṇāsana（三角伸展式）和 Utthita Pārśvakoṇāsana（侧角伸展式），最后以冷却身体的体式结束，比如 Sālamba Sarvāṅgāsana（有支撑的所有肢体式）。此外，整个习练过程中都应包含冷却身体的体式，每周至少习练一次。这样做（倒立以及打开腋窝、腿窝）有助于保持淋巴系统的健康。如果淋巴结被切除，则淋巴的排毒功能会受到影响，所以这些部位的正位、平衡、打开、伸展非常重要，这样有助于清除液体堆积。剩余的淋巴系统才更有可能高效地捕捉到癌症细胞并将其消灭。

平衡中枢神经系统和大脑的体式有助于重塑因治疗而受损的认知能力，这些体式也应纳入第三阶段的习练之中①。第一和第二阶段的体式也可以在第三阶段习练，但应侧重于打开胸腔，增加凹背度，深化腋窝和腿窝的展开。此外，除了主动和被动习练，每次习练的尾声，诸如 Setubandha Sarvāṅgāsana（桥形所有肢体式）、Viparīta Karaṇī Sarvāṅgāsana（倒箭所有肢体式）等冷却体式应尽可能保持得久一些。有经验的瑜伽习练者可以遵从上述指导，在习练中达到甚至超越从前的水平。

本书共分为九章。第一章给出第一阶段习练序列，对于所有习练者而言这个序列风险较低；同时也包括体式的变体，让习练者体会舒适和修复。序列之中，每一个体式都有初级、中级、高级变体，以适合于不同状况、能力、耐力的习练者习练。第二章是针对恶心、头痛、呼吸障碍习练者的一个基本习练序列。当出现这些症状时，该序列可以代替第一阶段习练序列。第三章给出第二阶段习练序列，帮助习练者在癌症康复以后进一步恢复健康，逐渐过渡到常规习练。第四章提供了一个体式序列框架，介绍可改善身心状况的各类变体，帮助习练者进入第三阶段习练。这一章可以帮助习练者改善健康状况，过渡到常规习练。前四章的体式示范模特在诊断出乳腺癌之后接受过乳房切除与再造手术。她无须进一步治疗，已完全康复。第五章的示范模特是曾患有胰腺癌的女性患者。第六章的男性模特曾经做过大脑瘘管手术。该章说明了如何专注平衡神经系统和大脑的关系。第七章是针对一名乳腺癌患者的案例研究，她因化疗引发了典型的化疗反应——尿路感染，而肿块切除术必须要先消除感染才能进行。第八章是关于一名前列腺癌患者接受冷冻消融术之后的习

① 轻度认知功能障碍也叫作化疗脑，是因化疗、放射等造成思考和记忆问题而引起的。

艾扬格瑜伽
6　癌症问题辅助习练

练情况。书中这些患者的经历和习练情况并不是治疗的处方，而是举例说明应如何根据具体情况和患者能力调整习练方案。第九章给出了一些 prāṇāyāma（调息）的习练方式，帮助习练者恢复能量，重塑健康，平衡神经系统与大脑。

非常建议大家阅读以下书籍与手册作为本书的补充：《瑜伽之光》（B.K.S. 艾扬格，1966）、《艾扬格瑜伽——肩颈问题辅助习练》（Steinberg，2010；尤其适用于上半身接受过手术的习练者）、《女性瑜伽习练——源自吉塔·S. 艾扬格的指导》（Steinberg，2006）、《艾扬格瑜伽——下背部问题辅助习练》（Steinberg，2002）。后两本书推荐给腹部区域或下半身进行过手术的习练者，特别是因治疗而产生并发症状的习练者。

本书内容无法穷尽所有的瑜伽习练方式。但是，经验丰富的艾扬格瑜伽认证教师有能力根据习练者的具体情况和要求为其设计课程。艾扬格瑜伽的习练者须在艾扬格瑜伽认证教师的指导下使用本书。这名教师最好师从在拉玛玛妮艾扬格瑜伽纪念学院（印度浦那）定期进修的知识丰富的教师，或是亲自前往学院学习。艾扬格家族也一直致力于通过瑜伽，不断发掘、发现缓解人体病痛更好的方式。

第一章
第一阶段体式序列

第一阶段体式序列中的体式风险较低，这些体式均有支撑，是经典体式及其变体，习练者可以根据自身的能力选择。治疗会造成身体不同部位的损伤，这些损伤决定了应习练的变体。举例来说：如果躯干上部、手臂、头或颈部进行过手术或放疗，手臂和肩膀的运动可能会受限。这种情况下，习练仰卧体式时，手臂可能无法舒适地在身体两侧伸展开来；则可以用手臂弯曲，双手放在腹部上替代，用折叠的毛毯支撑上臂，不要让其垮落在地面上。除此以外，若习练者躯干下部或双腿做过手术，双腿分开困难，则可以使用抱枕、毛毯或斜木板支撑双腿外侧。最终，身心都应感觉放松和舒适。腋窝和腿窝的打开要慢慢进行，尤其是面对身体疼痛、僵硬和因放疗而组织受损、手术后留下疤痕组织等情况。

　　根据习练者能力的不同，所有体式应保持2～10分钟。若习练者从未习练过瑜伽，身心不能放松，保持 2 分钟就够了。习练者可能需要 1 分钟或更久来消除或降低精神压力、焦虑情绪及紧张的身体，但不要保持体式 2 分钟以上，这样可能会导致身心再次紧张。在不同体式之间切换或许比保持同一体式几分钟更为舒适。总的来说，5 分钟是比较好的保持时间，可以帮助身体彻底放松、冷静，神经系统安静、平衡，能量等级提升。对于那些可以内化关注力和习练感受的习练者,可以保持体式 10 分钟,特别是最后两个体式——Setubandha Sarvāṅgāsana(桥形所有肢体式)、Viparīta Karaṇī Sarvāṅgāsana(倒箭所有肢体式)。保持体式的舒适与自在是避免习练过度、防止紧张和身体过热的关键。

理想情况下,以下序列应在治疗开始之前就每日习练,以便为治疗做准备。更好地熟悉体式也有助于患者处理和应对治疗开始以后可能出现的各种问题。

1. Śavāsana（挺尸式）

以 Śavāsana（挺尸式）开始习练，可以深度放松和恢复习练者的身心状态。

将两张阶梯状摆放的毛毯垫在躯干下方，两张折成小块的毛毯垫在头部下方（图 1.1.1）。阶梯状摆放的毛毯是指将一张毛毯的短的、较厚的折叠边缘，放在另一张毛毯的上面，且沿下面毛毯的厚边缘向内放置约3 厘米。一张折得更小的毛毯压在另外一侧交错的边缘上，这张毛毯折成的平面放另一张折成小块毛毯的厚边缘来支撑头颈后侧。毛毯搭成的阶梯用来支撑腰部。

手臂或肩膀运动受限的习练者，上臂用毛毯支撑，屈手肘，双手交扣放在腹部（图 1.1.2，腿的姿势将在后文中介绍）。三角肌从前向后转向脊柱方向，内收肩胛骨，从而使腋窝的淋巴区域更好地打开。习练者可以独立完成这个体式。若有辅助者帮助习练者调整三角肌和肩膀（图 1.1.3、图 1.1.4），那么习练效果会更好。

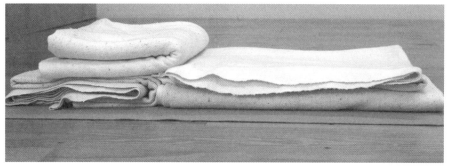

图1.1.1

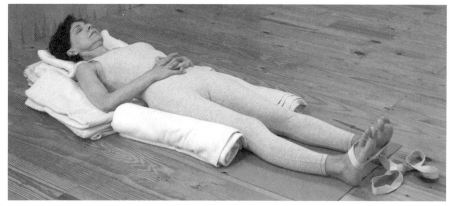

图1.1.2

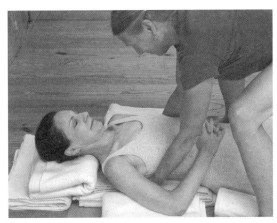

图1.1.3

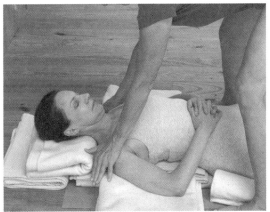

图1.1.4

　　另一个调整可以从躯干侧面完成。辅助者把一只手放在习练者上背部下面，另一只手放在中背部下面；然后把指尖放在脊柱侧面，指尖用力将脊柱侧面的区域轻轻向上推入背部。辅助者的动作要轻柔，先感受皮肤，然后感受肌肉，接下来将肌肉组织从脊柱滑动向胸腔两侧的方向（图1.1.5、图1.1.6）。习练者应能感受到身体空间增大，感觉放松、舒适。

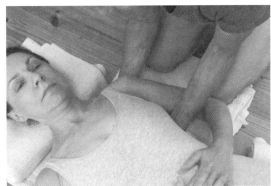

图1.1.5

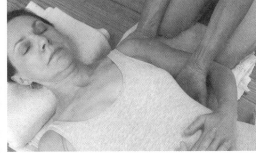

图1.1.6

习练者感觉舒适时，可以将手臂伸展放在毛毯上，这些毛毯和支撑躯干阶梯状摆放的毛毯等高。手臂和躯干两侧呈 45°。辅助者可在习练者双手上放沙袋。把沙袋放在掌心有助于掌心打开，使得掌跟从中间向两侧展开（图 1.1.7）。这样打开双手有益于聚集于腋窝的淋巴结的健康。沙袋质量为 2～5 千克。若手边没有沙袋，米袋也是不错的代替物。

可以额外加一个沿长边方向卷的小而薄的毛巾卷，根据癌症的发病部位垫在不同的位置作为支撑。支撑物应带来安静感，不应造成任何疼痛。若是觉得疲劳，可以把毛巾沿长边方向垫在颈椎下面，沿着颈部向下到脊柱的胸背区域，以促进肾上腺的恢复。对于乳腺癌患者，毛巾可以在后肋骨下面横向放置，与胸下端对齐。若结肠或生殖器官有问题，则将毛巾横向垫在尾骨下面。所有仰卧体式都可以使用毛巾。

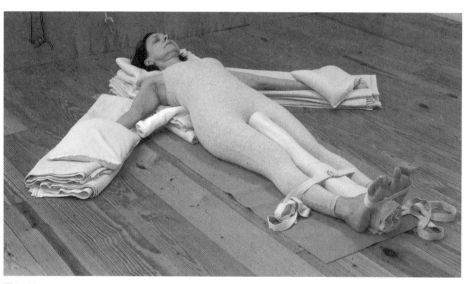

图1.1.7

随着习练时间的增加和习练水平的进步，手臂垫在和躯干支撑物等高的毛毯上时，可以和肩膀呈一条直线，也就是与躯干呈90°（图1.1.8）。腋窝、手肘、手腕的内、外侧应在同一平面上。手臂伸展，但尽量不用力，以促进血液"渗流"，保持身心平静。治疗结束并痊愈后，可以"升级"手臂的姿态，即从肩膀到指尖有力地延展手臂的皮肤和骨骼。这种力应尽可能来自皮肤表面，而非肌肉。使用泡沫板或折叠毛毯来支撑手背，使之与躯干同高，并在手掌上放沙袋（图1.1.9）。因为支撑物减少了，此时必须使用一定的力才能伸展手臂。这种手臂放置方式就是第一阶段习练中的高级阶段，可以强化淋巴系统的展开。但是，如果有疲惫或刺激感，则不要保持此手臂姿势超过2分钟。手可放在腹部休息，上臂下面垫支撑物。

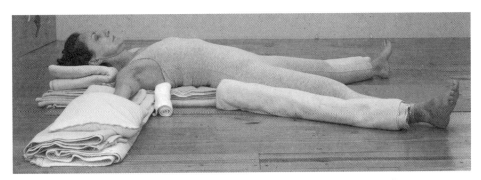

图1.1.8

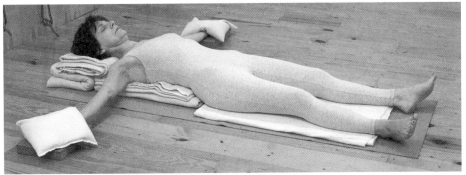

图1.1.9

腿的姿势取决于习练者的能力和身体状况。
如果躯干下部健康，双腿可以舒适地分开，则做
经典的 Śavāsana（挺尸式）。但是，如果身体僵
硬，或是躯干下部做过手术，则可使用支撑物。
双腿的外侧可用毛毯卷支撑（图1.1.10）。另外
还可以用一张毛毯卷夹在双腿之间，并用伸展带
固定双脚（图1.1.11）和小腿（图1.1.12）。可
以在小腿之间垫一块瑜伽砖（以下简称"砖"）
（图1.1.13）或一条细卷（图1.1.14）。最后，双
脚外边缘可以套一条伸展带，和脚掌对齐。伸展
带不要系得太紧，以免造成不适。可以尝试使用
更多的支撑物，观察哪种效果最好。

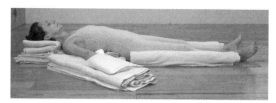

图1.1.10

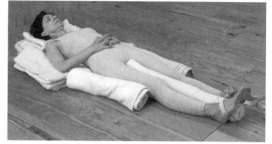

图1.1.11

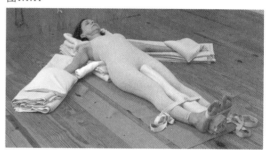

图1.1.12

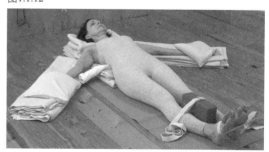

图1.1.13

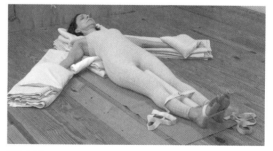

图1.1.14

若是习练者平躺比较困难，则可使用狮式盒支撑躯干。将一张瑜伽垫、一张毛毯卷起来垫在狮式盒上面，再将一张毛毯折成小块垫在头部和颈部下面。若是仰卧时下背部会翘起来离开狮式盒，则可以放一个毛毯卷填满空隙。使用抱枕和（或）毛毯将手臂垫到与肩膀同高。辅助者可以在习练者手掌上放沙袋。使用一块斜木板或泡沫板薄边靠近脚跟，用抱枕立在脚底支撑，帮助双腿后侧轻柔地拉伸，改善双脚的循环（图1.1.15）。对双腿末端发生神经病变（边缘神经系统受损）的习练者，泡沫板尤为适用。

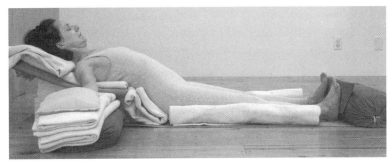

图1.1.15

腿部或脚部水肿的习练者可以将抱枕垫在双脚下，毛毯卷放在膝窝下，将双腿抬高。若是抱枕较平或需要再垫高一些，可在抱枕上面加一张毛毯（图1.1.16）。

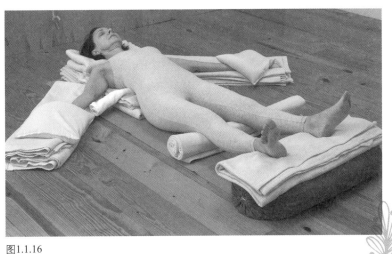

图1.1.16

随着习练的精进，双腿可以分开与 Upaviṣṭa Koṇāsana（坐角式）同宽。用一条长伸展带套在双脚外侧，让双脚立直：用毛毯卷或斜木板（图1.1.17）支撑大腿外侧，确保大腿内旋，腹股沟放松向下。腹部也会因为支撑而保持柔软。若仍有焦虑的感觉，可在休息时睁开眼睛，凝视天花板（图1.1.18）。若是太累也可闭合眼睛，但如果又有紧张感，则重新睁开眼睛。若是眼睛无法休息，可将眼纱卷起来盖在眼睛上面（图1.1.19）。若是头部或颈部太过紧张，则在额头上放一个小杠铃片（图1.1.20）。以上放松头颈的变体适用于后面所有的仰卧体式。

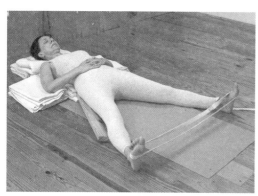

图1.1.17

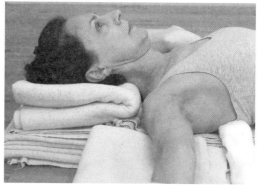

图1.1.18

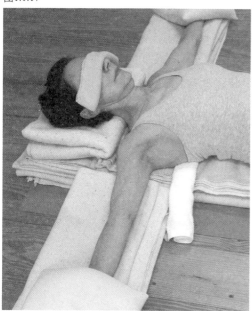

图1.1.19

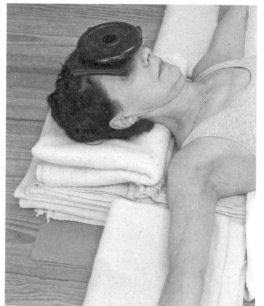

图1.1.20

随着习练的进一步精进，还可以在躯干下使用抱枕代替折叠的毛毯。手臂如感到不舒服，则可以放在腹部休息（图 1.1.21）。若这种方式令习练者感觉舒适并且身体有明显的改善，则按照上文说明使用毛巾。若是改善更明显，则可以使用斜木板代替毛巾，如图 1.1.22 所示。抱枕还可以用于 Supta Svastikāsana（仰卧万字符式）和 Supta Baddha Koṇāsana（仰卧束角式）。

如果有辅助者，那么习练者可以不用起身，继续躺在支撑物上，直接调整双腿进入下一个体式。这样，其余身体部位不会受到干扰。若是没有辅助者，则屈双膝，身体向右侧转，坐起身，准备下一个体式。所有仰卧体式中的手臂都可采用前面介绍的放置方法。

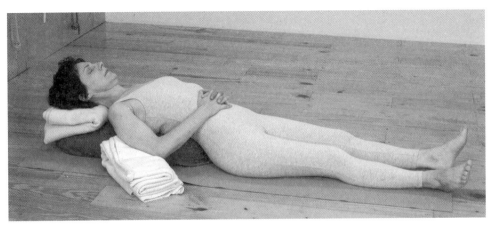

图1.1.21

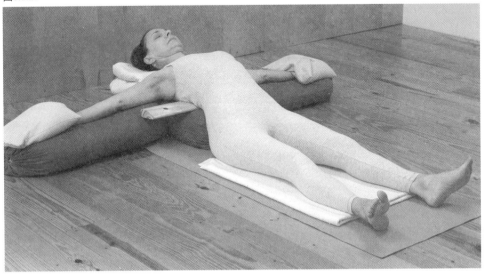

图1.1.22

2. Supta Svastikāsana（仰卧万字符式）

在 Śavāsana（挺尸式）中均匀伸展双腿，使大腿内侧上端和下腹部的组织正位，获得身体的平静。在 Supta Svastikāsana（仰卧万字符式）中，双腿不对称的交叉可以朝不同方向延展并打开腹股沟，在下腹部产生空间。大腿内侧上端和肠道部位聚集着淋巴结，双腿的姿势改善了淋巴系统，促进了有害物质排出体外。

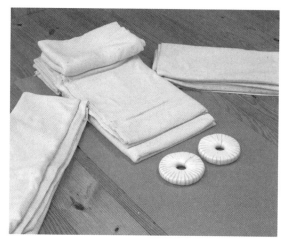

图1.2.1

双腿交叉时，先盘右腿，再将左腿盘在右腿之下。将毛毯卷放置在大腿和脚之间。如果大腿外侧不舒服，较为僵硬，也可以使用抱枕来支撑。

如果下背部不能完全休息在毛毯铺成的"台阶"上，可再用一张毛毯横向铺在腰椎下方，只要填补这里的空隙即可，不要顶起背部。若有小圆饼（也被称为"甜甜圈辅具"），可以在躯干的支撑物前面放两个，让臀部坐在上面（图 1.2.1）。如果没有小圆饼，可以将一块布卷成卷来使用（图 1.2.2）。

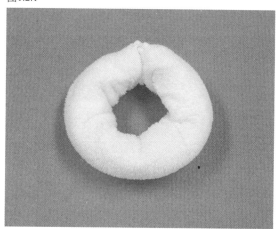

图1.2.2

要释放腹股沟的压力，使腹部柔软，可以将折好的眼纱或毛巾垫在脚下（图 1.2.3）。后两个支撑物对于做过下腹部手术的习练者尤为有益。手臂的摆放方法可参考上一体式。同样地，如果有辅助者，则无须坐起身，可以直接进入下一个体式。

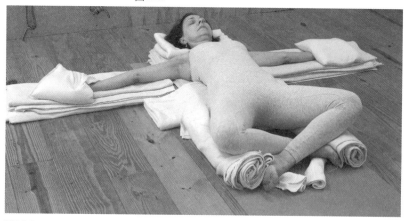

图1.2.3

3. Supta Baddha Koṇāsana（仰卧束角式）

在这个体式中，双腿回到对称的状态，但是对于髋部僵硬的习练者来说可能会比较困难。这个体式可以更深度地打开腹股沟、骨盆和下腹部，对于躯干下部的器官非常有益。如果身体僵硬或下背部有不适感，可并拢脚底，在脚跟和会阴之间留一些空间。将抱枕或毛毯卷支撑在大腿外侧下方。如图 1.3.1 所示，习练者双脚和会阴之间留有空间，仰卧在狮式盒上，盒上铺有瑜伽垫和抱枕支撑躯干。臀部下面可各垫一个小圆饼以柔软腹股沟。折成小块的毛毯支撑后脑和颈部后侧，手臂下垫两个抱枕，使手臂和肩膀等高。如果腋窝和抱枕之间有空间，则在腋窝下面放毛毯卷填补空隙。用毛毯卷（或抱枕）支撑大腿和小腿外侧，掌心上放沙袋。

如图 1.3.2 所示，用伸展带将小腿固定在靠近大腿的位置，伸展带尽量靠近髋部和双脚。带扣放在大腿和小腿之间，朝髋部的方向均匀用力拉动，将伸展带的尾部拉向身体，形成牢牢的闭环。腰部下面垫毛毯，让腰椎神经放松。支撑物和背部之间如果有空隙，则用毛巾或毛毯把空隙填满，填充物的高度仅够填充空隙即可。出体式时，先并拢双膝再转向右侧。从侧卧位双手推地提肩坐起，然后解开伸展带。有辅助者时，可以先解开伸展带再起身。

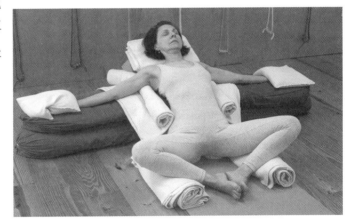

图1.3.1

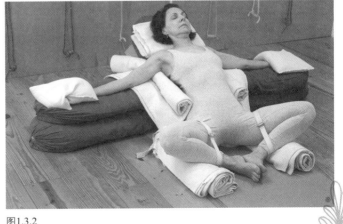

图1.3.2

4. Setubandha Sarvāṅgāsana（桥形所有肢体式）/ Dwi Pāda Viparīta Daṇḍāsana（双腿倒手杖式）（交叉抱枕）

两个抱枕交叉放置时，身体应如何放置需要考虑许多因素：患病的区域、肌肉和关节的灵活度、组织的柔软性、术后创伤、疤痕组织和脊柱健康等。此外，在该体式中整个身体从脚跟到头顶都应顺畅延展，不可僵硬或有"凹处"，也就是骨盆或胸腔的下沉。辅助者可以站在侧面，完整地观察习练者躯干整体的形态是否顺畅，是否有阻断，然后做出相应的调整。所有体式都应这样调整。这个体式的重点不在于辅具的应用，而在于身体形态如何呈现，面部能否保持平静。

将枕头或毛毯交叉放置，轻柔地延展身体前侧（图 1.4.1）。抱枕交叉放置，用四分之一圆砖或砖放在水平抱枕长边的两侧，使身体不下沉，特别是抱枕比较软的时候更要这么做。手臂的摆放方式和 Śavāsana（挺尸式）一样，与肩同高。可使用前面体式中垫在躯干下的支撑物。双腿保持 Śavāsana（挺尸式）的姿势。脊柱的轻柔伸展可能会使背部感到不适，特别是在身体没有足够支撑的情况下。要缓解不适，可以在骨盆下垫三角板，帮助下背部伸展，柔软腹部组织。身体条件允许的习练者可在下背部健康、身体前侧柔韧的情况下，在脚底垫毛毯放松（图 1.4.2）。双脚绑伸展带的方式有助于双腿正位，进一步柔软腹股沟和腹部（图 1.4.3）。双脚下面垫抱枕可能会让下背部更加舒适。同时可在双腿之间夹毛毯卷，小腿绑伸展带（图 1.4.4）；或在小腿之间夹砖，同时用伸展带分别绑在小腿和双脚外侧（图 1.4.5）。

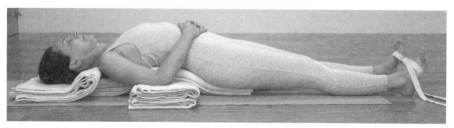

图1.4.1

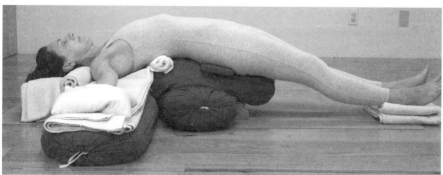

图1.4.2

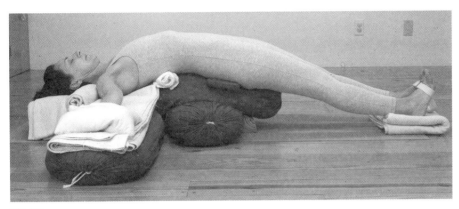

图1.4.3

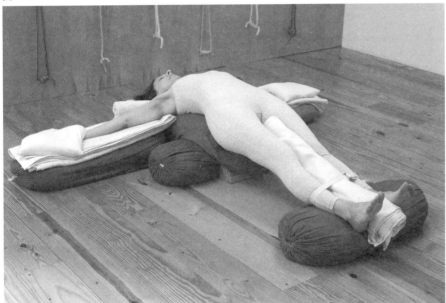

图1.4.4

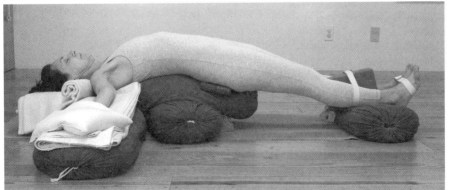

图1.4.5

若是双脚或双腿有神经病变，脚底可垫斜木板和抱枕，尽可能让双脚保持直立状态（图1.4.6）。此外，双腿可以打开得大一些，接近 Upaviṣṭa Koṇāsana（坐角式）中双脚的距离，脚上绑伸展带。为了完成这个体式，脚跟内侧需要向外转，大腿前侧向内旋，腹股沟内侧下沉。在这个体式中，最好使用毛毯卷或三角板（图1.4.7）支撑大腿外侧。

　　退出此体式时，屈双膝，使用双手辅助身体滑向头部方向，直到臀部离开抱枕落到地面上。最后转向右侧，手推地坐直身体。

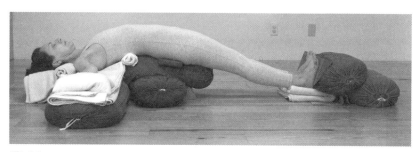

图1.4.6

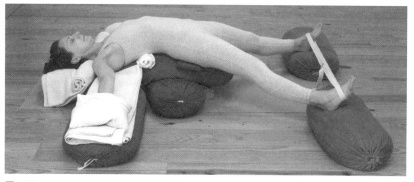

图1.4.7

5. Sālamba Pūrvottānāsana（有支撑的东方强烈式）

本体式可以使用与 Śavāsana（挺尸式）类似的辅具支撑双腿和手臂，但是双腿不能展开到 Upaviṣṭa Koṇāsana（坐角式）的距离。两把椅子（椅背是空的）的椅面相对放置，双脚放在地面和墙壁连接处，身体向头的方向上提。下背部和抱枕之间如有空隙，可以用毛毯填满（图1.5.1），使背部舒适。为消除下背部的干扰，可以在大腿上端绑伸展带，让大腿前侧内旋，下背部舒展（图1.5.2）。双手交扣放在腹部，注意上臂不要松垮地下垂。本章体式1中还展示了双腿其他的放置方法。如图1.5.3所示，在双腿之间夹毛毯卷，小腿和大腿上端绑伸展带。此外，髋部外侧下面垫三角板，让骨盆外侧从后向前移动以柔软下腹部。砖以长窄方向夹在小腿之间，用伸展带绑在小腿上固定（图1.5.4）。如果下背部不舒服，则在脚跟下面放抱枕或其他辅具把脚垫高。

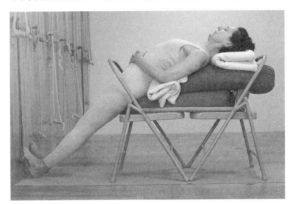

图1.5.1

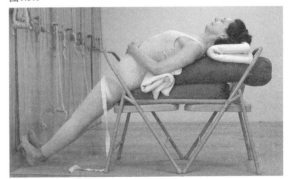

图1.5.2

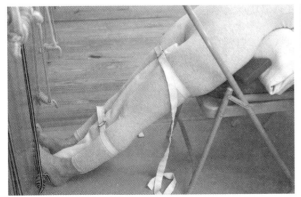

图1.5.3

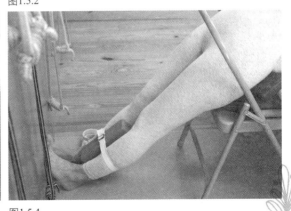

图1.5.4

也可用抱枕支撑手臂，与躯干呈45°（图1.5.5）。毛毯卷垫在手臂下面，填满手臂和抱枕之间的空隙，如无空隙则不需要支撑。使用沙袋保持掌心张开。

如果身体条件不好，双腿无法穿过椅背，或没有无靠背的椅子，则可将两把椅子并排放，脚抵墙（图1.5.6）。将一个薄薄的毛巾卷横向垫在背部下面，与胸腔下端平行，这样对保持胸部健康非常有益。此外，椅子也可以离开墙摆放，双脚使用杠铃片支撑（图1.5.7）。还可用狮式盒垫高双脚，这样脊柱曲度会更柔和（图1.5.8），这种方式特别适合于双脚处于地面高度时下背部不舒服的习练者。如果身体较宽，则可以使用四把椅子面对面放置，两个抱枕纵向放在下层，另外两个横向放在上层。纵向的两个抱枕之间放置毛毯卷，防止臀部下沉（图1.5.9、图1.5.10）。

如果身体较为柔软，脊柱曲度越大越有助于促进器官的内循环。可以使用倒手杖凳，将抱枕横向放在凳面上，上面纵向铺毛毯来支撑躯干。

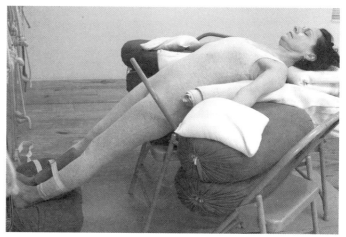

图1.5.5

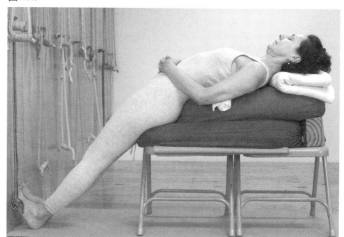

图1.5.6

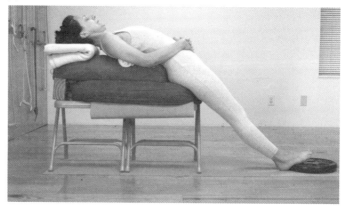

图1.5.7

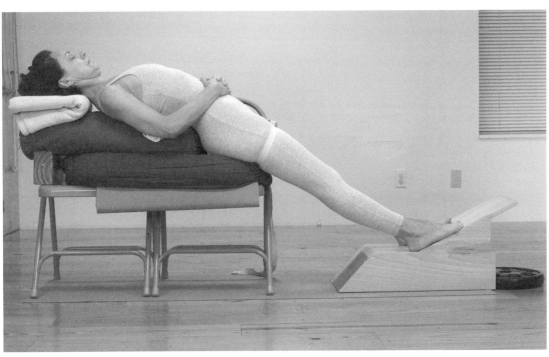

图1.5.8

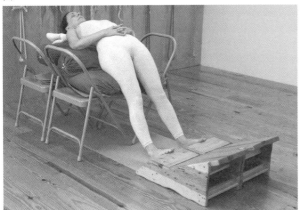

图1.5.9

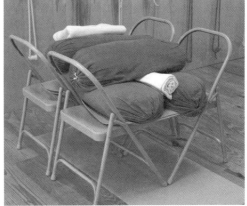

图1.5.10

可以使用狮式盒和杠铃片来固定双脚，保持身体朝头部方向上提。骨盆下面垫三角板，展开骶骨，放松腹部。用凳子支撑手臂展开，与身体呈 90°（图 1.5.11）。如用矮桌代替椅子会更为方便。图 1.5.12 使用的是类似于矮桌的讲台。讲台高度约为 53 厘米。

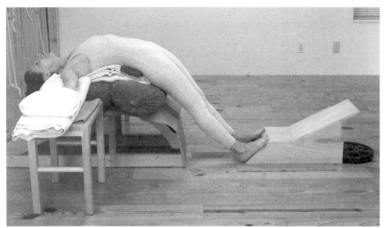

图1.5.11

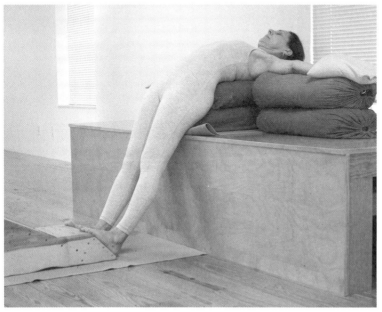

图1.5.12

6. Dwi Pāda Viparīta Daṇḍāsana（双脚倒手杖式）

将两个倒手杖凳较高的一端相对放置，为身体提供柔和的支撑。两个倒手杖凳下面可以铺一张小瑜伽垫，以免倒手杖凳滑动分开。每个倒手杖凳上再放两张瑜伽垫。用一个抱枕填充倒手杖凳之间最深的空隙，再用两个抱枕放在上面，做出一个柔和的弧度。用毛毯卷支撑颈部后侧。双手交扣放在腹部，上臂落在抱枕上休息（图 1.6.1）。

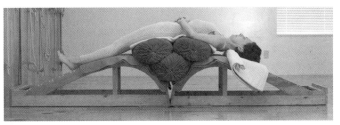

图1.6.1

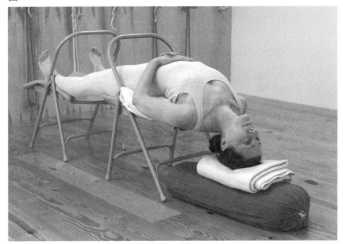

如果没有倒手杖凳，可以用两把椅子做出同样柔和的弧度。两把椅子背对背放置，椅面上放折叠的瑜伽垫。双腿分开，贴放在椅子边缘，双脚保持立直状态。折叠的毛毯垫放在背部下面，填补背部和椅子之间的空隙，让身体能够放松。双手交扣放在腹部，上臂落在毛毯卷上休息。头部和颈部使用抱枕和折叠的毛毯支撑（图 1.6.2）。图 1.6.3 使用的辅具与图 1.6.2 是一样的，只是在背部下面增加了一个细毛毯卷，与胸腔下方平行对齐。

图1.6.2

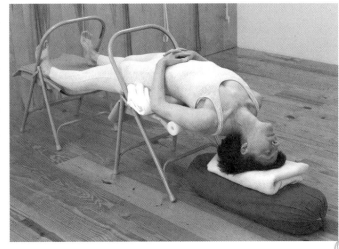

图1.6.3

头顶落在毛毯和抱枕上休息。双脚也可以落在地面上，但如果背部不舒服，则可抬高双脚，直到背部感觉舒适为止。双脚绑上伸展带使其立直向上，使大腿上端内侧下沉，柔软腹股沟和淋巴区域（图1.6.4）。

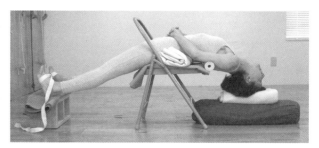

图1.6.4

如图1.6.5所示，习练者仅使用一个倒手杖凳。身体放置在靠近倒手杖凳较低一端的位置，将脊柱弯曲程度降到最低，避免下背部不适。双腿也可以与骨盆同高，这样会更加舒适和自在。头部后侧用毛毯支撑。使用毛毯卷支撑大腿外侧，用伸展带固定双脚，与髋同宽，这样可以放松腹股沟和腹部。若颈部不适，则用抱枕垫高头部，用毛毯卷支撑颈部（图1.6.6）。有些习练者可能觉得颈部非常不适，特别是上半身做过手术的习练者。此时可以在倒手杖凳前面的地面上平放一个抱枕，再将另一个抱枕立放抵住倒手杖凳，让抱枕的圆边支撑颈部和头部后侧（图1.6.7），把头部垫高。图1.6.6和图1.6.7中的体式更接近于Sālamba Pūrvottānāsana（有支撑的东方强烈式），但这是一种更舒适的方式。若背部柔软，双脚可以降低一些来进一步延展腹部。头部也可以再向后移动一些来增加腹部的延展。当身体感觉完全舒适时，整个身体可以更偏向头部的方向躺卧在倒手杖凳上（图1.6.8）。

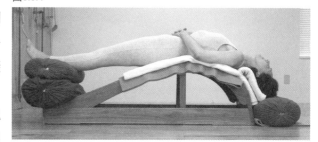

图1.6.5

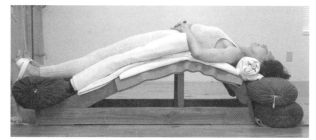

图1.6.6

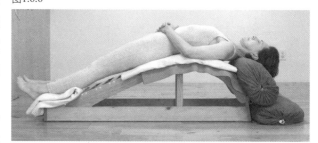

图1.6.7

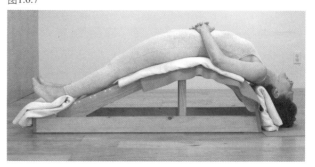

图1.6.8

可以使用两个倒手杖凳在两侧支撑手臂（图 1.6.9），也可以使用矮木箱支撑手臂，使手臂与身体呈45°。还可以使用椅子支撑躯干，凳子支撑手臂。掌心放沙袋保持张开（图 1.6.10）。如图 1.6.11 所示，使用沙袋，手臂与身体呈90°。没有沙袋的话，掌心可反转向下保持张开（图 1.6.12）。

可以使用讲台和桥式凳（图 1.6.13）。上背部从讲台上垂落于抱枕，抱枕则使用桥式凳支撑。颈部后侧用毛毯卷支撑，或用折叠的毛毯垫在头部后侧，让头颈舒适。手臂可以放在腹部，也可以抓握讲台，或向两侧伸展落在辅具上。

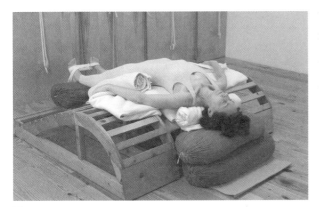

图1.6.9

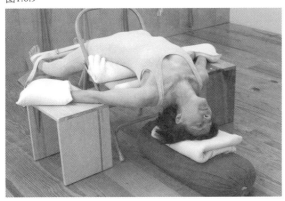

图1.6.10

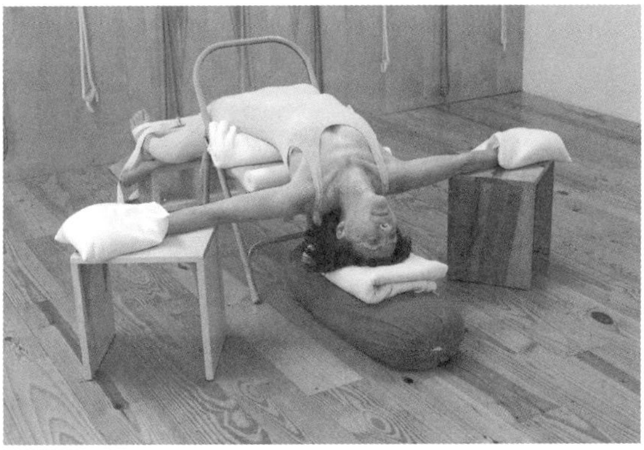

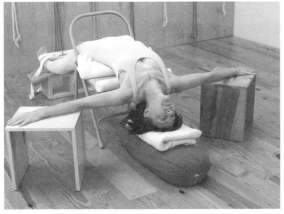

图1.6.12

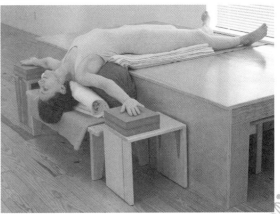

图1.6.11

图1.6.13

7. Samāśrāyi（直立）/ Upaashrayi（后仰）Daṇḍāsana（手杖式）/ Svastikāsana（万字符式）/ Upaviṣṭa Koṇāsana（坐角式） / Baddha Koṇāsana（束角式）（L形）

在 L 形体式中，每一个腿部的变体应按顺序保持 2 ～ 5 分钟。L 形体式的得名是因为身体形成的曲线类似字母 L。根据习练者的状况，体式可以 Samāśrāyi（直立）或 Upaashrayi（后仰）习练。直立体式适用于健康状况较差或体态不良的习练者。坐立有助于纠正身体的姿态，也有助于平衡肾上腺和中枢神经系统。后仰体式适用于身体前侧舒展度较好的习练者。仰卧时，腹部器官拉伸的程度更大，可以促进肠道内淋巴系统的循环。姿势舒适的情况下，中枢神经系统也会平静下来。在这两种方式中，骶骨都需要牢牢抵靠支撑物，脊柱应凹陷。这些体式之间的过渡相对简单，特别是在反复习练掌握了辅具的细微差异后更是如此。

舒适地完成所有 L 形体式可能需要花些时间。如果上半身受过伤，则可能需要直立习练一段时间，直到情况好转，身体能够保持弧度向后仰卧。如果下半身受过伤，则可能需要在一段时间内按照 Daṇḍāsana（手杖式）中腿的动作习练，然后才能分腿进入 Upaviṣṭa Koṇāsana（坐角式）或屈腿进入 Svastikāsana（万字符式）或 Baddha Koṇāsana（束角式）。习练的宗旨是保持舒适。

a.Samāśrāyi Daṇḍāsana（直立手杖式）

椅背靠墙，墙面和竖直摆放的抱枕之间的地面上放砖或其他稳固的支撑物。臀部要垫得足够高，让下背部能向内、向上提，从而使胸腔上提。骨盆或大腿后侧僵硬的习练者可用折叠的瑜伽毯（图 1.7.1）或抱枕（图 1.7.2）将臀部垫得更高。头部可以立直，也可以用抱枕或毛毯支撑（图 1.7.3）。双腿分开与髋同宽，脚跟抵住杠铃片以免前滑，也防止骶骨下沉。大腿面上也可以放杠铃片，但下面需要垫毛毯或抱枕，让重量向耻骨倾斜，帮助下腹部提起。膝盖后侧应有支撑（图 1.7.4）。

手臂可沿体侧向下伸直。要想更舒服一些，前臂、手掌和手肘可以落在箱子上休息，并用沙袋压住手背。

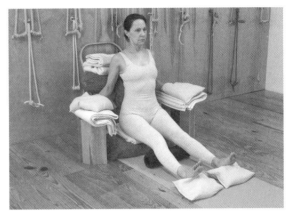

图1.7.2

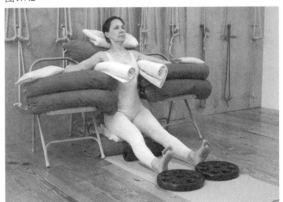

图1.7.3

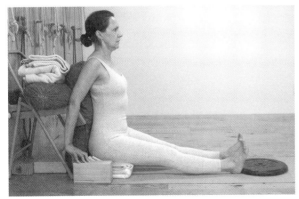

图1.7.1

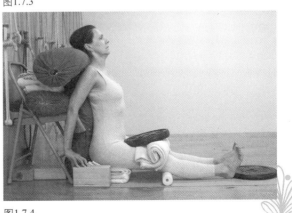

图1.7.4

手臂可以向两侧伸展，腋窝、手肘、手腕在一条直线上，手上压沙袋（图1.7.5）。这个体式也可以使用倒手杖凳（图1.7.6）或桥式凳（图1.7.7）完成。使用桥式凳时，背部使用桥式凳短的一端支撑，同时桥式凳需要靠墙保持稳定。也可以使用在沙发前放抱枕，坐在抱枕上支撑背部的方式。

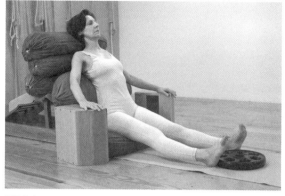

图1.7.6

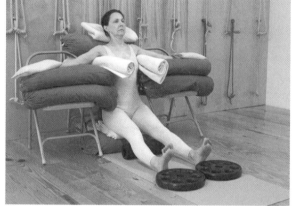

图1.7.5

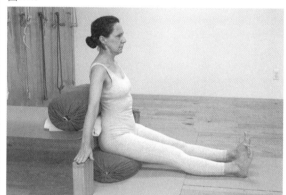

图1.7.7

b.Upaashrayi Daṇḍāsana（后仰手杖式）

使用抱枕和毛毯帮助躯干舒适地向后弯。头部要放松，根据习练者的能力，手臂弯曲或伸直均可（图1.7.8）。

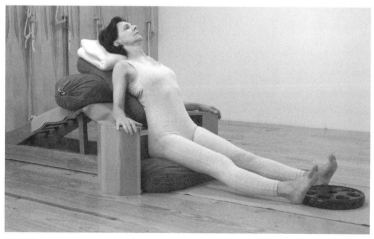

图1.7.8

c.Samāśrāyi Svastikāsana（直立万字符式）

　　在此体式中，头部、躯干、手臂的位置与 Daṇḍāsana（手杖式）腿部习练一样。从 Daṇḍāsana（手杖式）开始，先收右腿，再收左腿，左腿放在右腿之下。用毛毯或抱枕支撑大腿外侧（图 1.7.9）。把杠铃片放在大腿根内侧上面，朝耻骨底部倾斜，帮助下腹部上提（图 1.7.10）。换方向，先收左腿，再收右腿，右腿放在左腿之下。

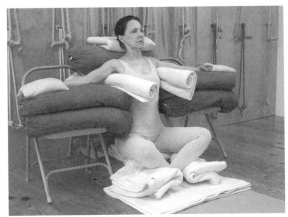
图1.7.9

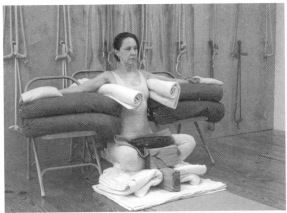
图1.7.10

d.Upaashrayi Svastikāsana（后仰万字符式）

　　保持盘腿的姿势，身体向后仰（图 1.7.11）。

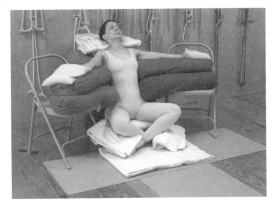
图1.7.11

e.Samāśrāyi Upaviṣṭa Koṇāsana（直立坐角式）

　　双腿可以从 Svastikāsana（万字符式）直接伸直进入 Daṇḍāsana（手杖式），然后双脚在不费力的基础上尽可能展宽分开。躯干和手臂放置同前面的坐立体式。如果骶骨有松懈，就再次向后调整，抵住支撑物。脚跟内侧放沙袋或杠铃片，保持双腿分开；或在脚跟底部放沙袋或杠铃片，防止双腿向前滑（图 1.7.12）。耻骨、肚脐两侧、胸骨、胸腔上提。锁骨展宽，调整肩膀收入背部。

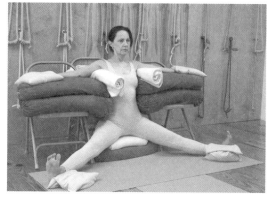

图1.7.12

f.Upaashrayi Upaviṣṭa Koṇāsana（后仰坐角式）

　　像前面几个体式一样，身体向后仰，骶骨不要离开支撑物，并保持胸腔上提（图 1.7.13）。支撑物应能辅助脊柱从后向前移动，并使脊柱前侧得到伸展。

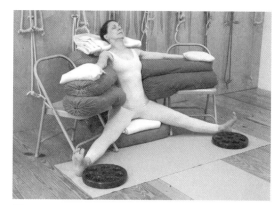

图1.7.13

g.Samāśrāyi Baddha Koṇāsana（直立束角式）

从 Upaviṣṭa Koṇāsana（坐角式）开始，屈双膝，脚底并拢进入 Baddha Koṇāsana（束角式）。用毛毯或抱枕支撑大腿外侧，双腿放松，脚跟远离会阴，或使用杠铃片帮助脚跟靠近会阴（图 1.7.14）。

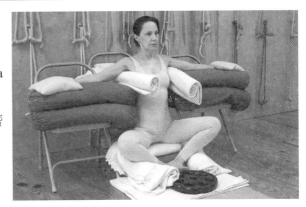

图1.7.14

h.Upaashrayi Baddha Koṇāsana（后仰束角式）

身体后仰，脚底并拢（图 1.7.15）。体式完成后，双腿伸直进入 Daṇḍāsana（手杖式）（图 1.7.16，使用桥式凳代替沙发）。

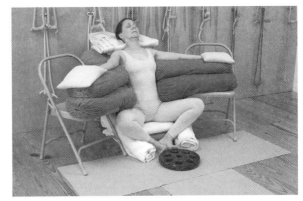

图1.7.15

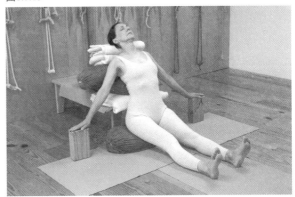

图1.7.16

8. Setubandha Sarvāṅgāsana（桥形所有肢体式）

如果身体僵硬，或是因为发炎或骨骼原因躺在坚硬表面上不舒服，可使用六个抱枕支撑，双手可以放在腹部（图1.8.1），与躯干呈45°（图1.8.2），或向肩膀两侧打开（图1.8.3）。双腿处于放松的状态。选择这个变体开始习练可以让身体感觉舒适。双腿辅具的摆放方法有许多种，习练者可以尝试找出最能让腹部获得安静感的方法。可以在这里重复习练Śavāsana（挺尸式）：双腿放松；双脚绑伸展带；双腿之间夹毛毯卷，双脚、小腿、大腿分别绑伸展带（图1.8.4）；小腿之间夹砖，同时在小腿上绑伸展带将砖固定（图1.8.5）；使用毛毯卷或三角板支撑髋部外侧（图1.8.6）；使用抱枕或斜木板支撑脚底（图1.8.7）。

可以使用小型桥式凳做Setubandha（桥式）（图1.8.8）。

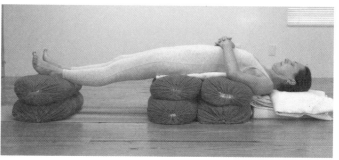

图1.8.1

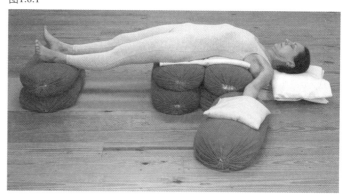

图1.8.2

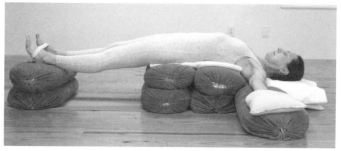

图1.8.3

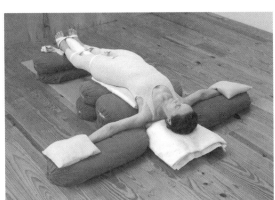

图1.8.4

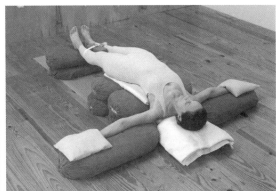

图1.8.5

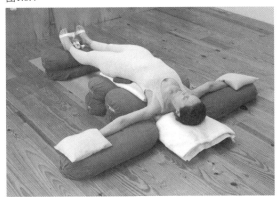

图1.8.6

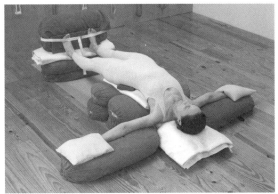

图1.8.7

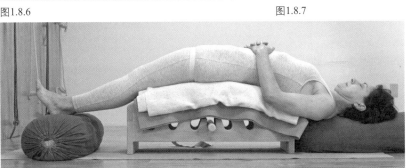

图1.8.8

桥式凳和倒箭盒适用于躺在坚硬表面无不适感的习练者。双腿的摆放和前面的体式一样：双腿放松（图 1.8.9）；大腿绑伸展带（图 1.8.10）；双脚之间夹砖，并用伸展带固定双脚（图 1.8.11）；双腿之间夹毛毯卷，用伸展带分别固定小腿和大腿（图 1.8.12）；小腿之间夹砖，用伸展带绑住小腿（图 1.8.13）；脚跟用抱枕垫高，膝窝垫毛毯卷（图 1.8.14）；用抱枕和斜木板支撑脚底，让脚立直（图 1.8.15）；Upaviṣṭa Koṇāsana（坐角式）腿的摆放，绑伸展带让双脚立直（图 1.8.16）。手臂大都向两侧横向伸展，手掌上放沙袋。在这个体式中保持一会儿，有辅助者的话，可以直接进入下一个体式。

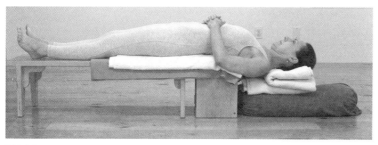

图1.8.9

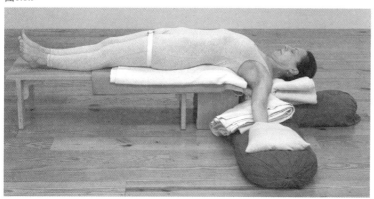

图1.8.10

如果身心状态适合，这个体式和下一个体式可以保持 10 分钟。若是走神或头脑紧张，则要出体式。有辅助者的话，可以直接过渡到下一个体式——Viparīta Karaṇī Sarvāṅgāsana（倒箭所有肢体式），躯干下面使用同样的支撑物。

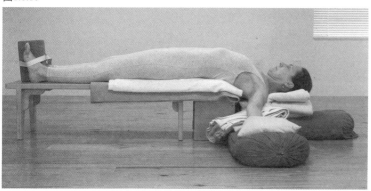

图1.8.11

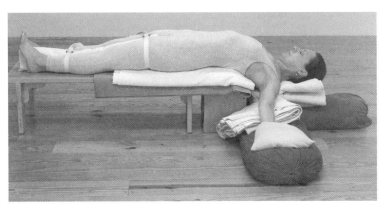

图1.8.12

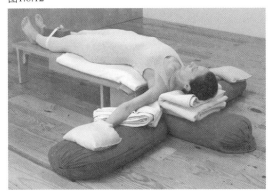

图1.8.13

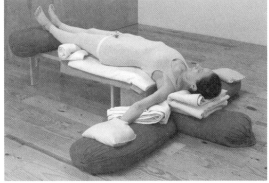

图1.8.14

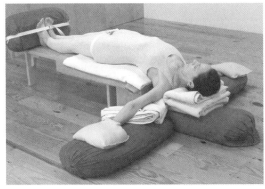

图1.8.15

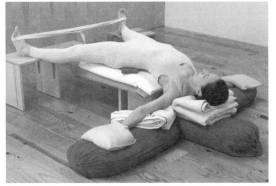

图1.8.16

9. Viparīta Karaṇī Sarvāṅgāsana（倒箭所有肢体式）

使用抱枕时，辅助者可以撤掉脚部的支撑，用椅子（图1.9.1）或犁式盒支撑。使用伸展带将大腿和犁式盒绑在一起（图1.9.2），椅子和犁式盒应放在支撑躯干的抱枕边。习练者屈双膝，小腿放在支撑物上，与大腿形成直角。在小腿下放置其他支撑物，使其平行于地面。

使用桥式凳时，辅助者可以在习练者小腿下方放一个犁式盒，让双腿形成直角，大腿和犁式盒用伸展带绑在一起。需要时可用毛毯垫在小腿下面，支撑小腿平行于地面（图1.9.3）。能力允许的情况下，保持体式10分钟。

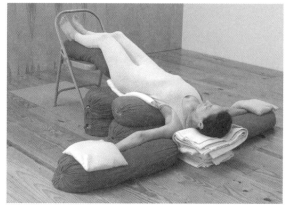

图1.9.1

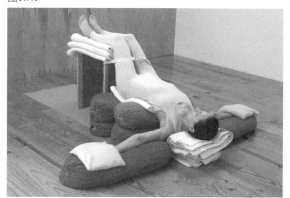

图1.9.2

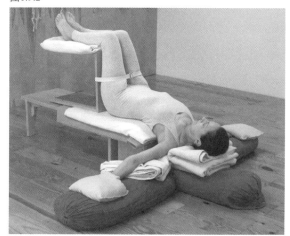

图1.9.3

第二章

恶心、头痛、呼吸障碍习练序列

习练者可以将所有辅具摆放在一处，减少不必要的走动给习练带来的干扰，也有助于体式之间的顺畅衔接。以下体式可以缓解恶心、头痛，帮助呼吸尽可能恢复正常。如果感觉某个体式效果很好，可以保持得久一些，其他体式保持2～5分钟即可，但Mahā Mudrā（大契合法）除外。

　　做好本书第一章中体式7（L形）要求的辅具搭建，使用椅子、到手杖凳或桥式凳都可以。另外再准备一把椅子或一个矮凳。完成Pavana Muktāsana（祛风式）需要祛风式凳或两把椅子。

　　习练的有效性来自辅具，辅具可以帮助脊柱向内收。也就是说，脊柱主动从背后向体前收向身体，竖向从尾骨向头部。即便躯干向后仰，支撑物也会帮助脊柱沿此方向移动。脑脊髓液得到了平衡，神经系统进入平衡状态。腹股沟朝各个方向打开，促进循环，使能量得以从躯干底部向上流动，缓解恶心症状。肺部和横膈膜朝各个方向延展，气息得以平衡，肺的更多区域得以使用。请注意，身体前屈时背部要放松，这样才能改善呼吸。观察体式中的正常呼吸状态，引导气息流向后肋骨。头部和颈部后侧放杠铃片有助于放松脑细胞，缓解头痛。

1. Mahā Mudrā（大契合法）

这里不需要做经典 Mahā Mudrā（大契合法）中的深呼吸、屏息和锁印，只保留体式的形式即可。首先，右腿伸直，屈左膝放在抱枕或毛毯上。使用椅子或矮凳做支撑，双手和前臂向下按，形成体式要求的背部凹陷。颈部健康的话，首先抬头向上看，帮助脊柱向内、向上运动（图 2.1.1）。若颈部有问题，则跳过这一步。脊柱从底部向头部，向内、向上提起。闭上眼睛，低头，进入 Jālandhara Bandha（收颌收束法）。胸腔两侧须上提，肩膀保持下沉，锁骨展宽（图 2.1.2）。观察正常的呼吸状态，脊柱始终向内、向上。保持体式 10 ～ 20 秒，换腿，每侧重复 3 次。

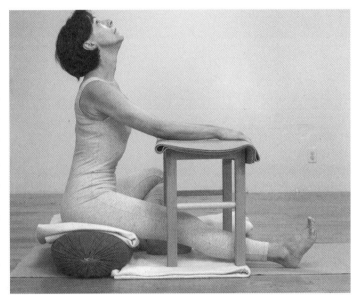

图2.1.1

如果恶心的情况很严重并且通过 Mahā Mudrā（大契合法）得到了抑制，那么继续做 Adho Mukha Svastikāsana（面朝下的万字符式）。如果体式结束后又感觉恶心，就停下来休息。

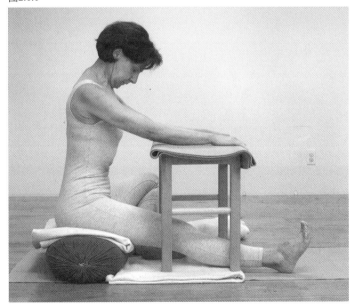

图2.1.2

2. Svastikāsana（万字符式）系列

a.Adho Mukha Svastikāsana（面朝下的万字符式）

如前所述，如果习练者恶心的情况很严重，此体式可以在 Mahā Mudrā（大契合法）之后习练，且独立于序列中的其他体式。如果习练者感觉实在太难受，则只习练这两个体式就够了。

臀部坐在抱枕上，做 Svastikāsana（万字符式）。髋部僵硬者可以在抱枕上铺一张毛毯。先收右腿，然后把左腿放在右腿下面。双脚下面垫一张毛毯，再将另一张放在小腿和双脚之间，使支撑更柔软些。使用矮凳、椅面或桥式凳尽可能舒服地向前伸展。在凳子或椅子上面放一张毛毯或一个抱枕支撑前臂或头部（图 2.2.1）。前屈的动作应从骨盆底部和大腿上端开始。大腿应尽可能和髋部同高，大腿内侧须放松。额头放松，头颈后侧伸长远离肩膀。后脑朝额头方向放松。腹部彻底柔软并连同脊柱朝地面方向放松。使用杠铃片压住头颈后侧（图 2.2.2），放松大脑。杠铃片对缓解头痛尤其有益。放好支撑背部的辅具，这样可以直接进入下一个 Svastikāsana（万字符式）变体。如果习练者的身体非常僵硬，则再用一个抱枕沿躯干竖放（图 2.2.3）。重复这个循环，这一次先收左腿。

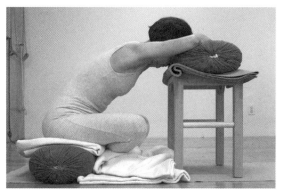
图2.2.1

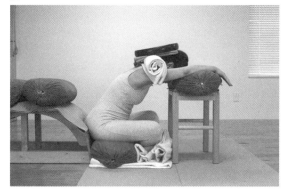
图2.2.2

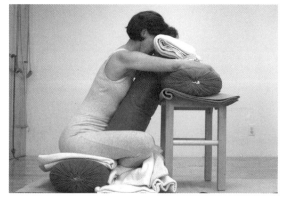
图2.2.3

如果习练者恶心、呼吸困难、头痛的症状不严重，则应习练整个序列。本体式使用的辅具可以一直延续到本章体式6——Daṇḍāsana（手杖式）系列。图2.2.4和图2.2.5展示了如何放置用于整个序列的辅具，其中使用倒手杖凳支撑骶骨和躯干。关于椅子或桥式凳放置的详细介绍，请参考第一章体式7。

使用椅面、梯凳、犁式盒或桥式凳支撑头部。脊柱应从后向前深入身体，腹部应柔软，远离脊柱朝地面方向放松。如果需要的话，可以在长凳上再放一个抱枕或毛毯帮助习练者达到这种状态。

在前屈、坐立、仰卧的整个循环中，腿的姿势保持不变。先收左腿，右腿放到左腿下面，重复整个序列。

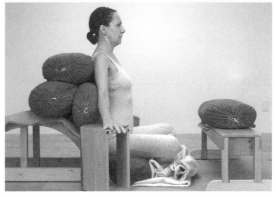

图2.2.4

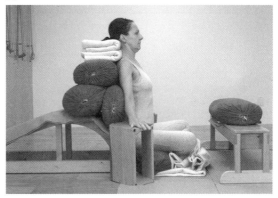

图2.2.5

b. Samāśrāyi Svastikāsana（直立万字符式）

从上一体式起身坐直，骶骨须触到倒手杖凳。可以使用更多的抱枕或毛毯让脊柱呈现 L 形。头部立直，可以不使用支撑物，也可以使用支撑物。双手放在倒箭盒上，也可以放在砖上。

c.Upaashrayi Svastikāsana（后仰万字符式）

从上一个体式的位置开始向后仰卧。沿脊柱方向纵向摆放一个抱枕，使脊柱进一步后仰。如果感觉有任何不适，则后仰时保持抱枕原来的位置即可。脊柱和胸腔应有上提感，头颈后侧需要有支撑。双手可以交扣放在腹部（图 2.2.6）；也可以向外伸展，与躯干呈 45°，放在倒箭盒上面（图 2.2.7）；还可以向两侧伸展，与躯干呈 90°（图 2.2.8）。体式完成后，坐立起身，交换双腿的位置，重复前屈、坐立、后仰的整个循环。

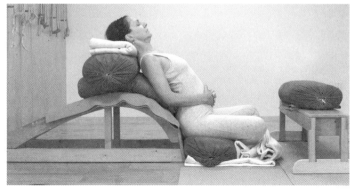

图2.2.6

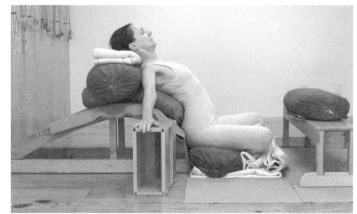

图2.2.7

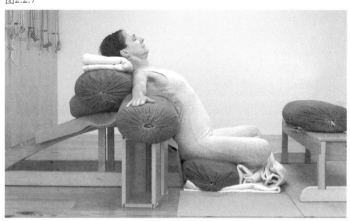

图2.2.8

3.Vīrāsana（英雄式）系列

a.Adho Mukha Vīrāsana（面朝下的英雄式）

坐立，双膝分开，大脚趾相互接触，身体前屈。如果关节非常不适，则用两个横向放置的抱枕支撑胫骨前侧，脚跟和臀部之间夹毛毯（图2.3.1）。双脚可不放在抱枕上，以令踝关节舒适。如果不需要这么高，也可以使用几张毛毯叠在一起（图2.3.2）。毛毯支撑小腿的细节如图2.3.3所示。如果没有不适感，则小腿也可平放在地面上，下面垫一张毛毯，再折一张毛毯夹在脚跟和臀部之间（图2.3.4）。如果下背部不舒服，则可在下腹部横向放置一个毛毯卷（图2.3.5），这样做也有益于缓解恶心。如果膝盖不舒服，则可在膝窝放绳子（图2.3.6）。头放松，让脊柱从后向前运动，同时腹部朝地面方向放松。有必要的话，再加一个抱枕或毛毯支撑躯干和头部。

如膝关节或踝关节损伤严重，则请跳过这个体式以及Samāśrāyi Vīrāsana（直立英雄式）和Upaashrayi Vīrāsana（后仰英雄式）。

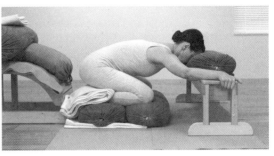

图2.3.1

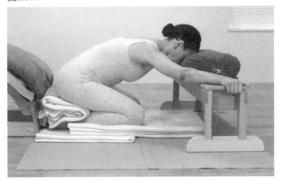

图2.3.2

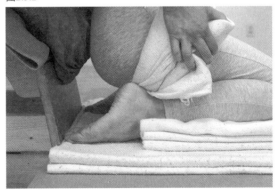

图2.3.3

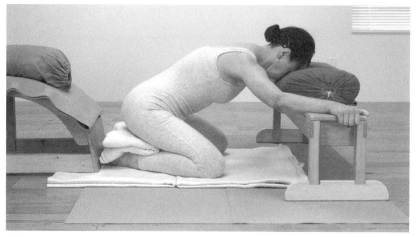

图2.3.4

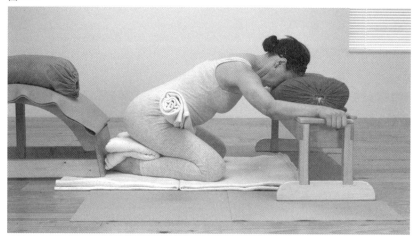

图2.3.5

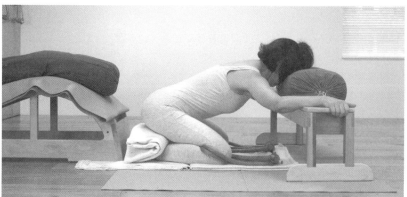

图2.3.6

b.Samāśrāyi Vīrāsana（直立英雄式）

前一个体式结束后，使用同样的辅具支撑小腿，坐直，膝盖并拢，小腿肌肉向外展开，臀部坐在脚踝之间。如图 2.3.7 所示，使用抱枕支撑小腿，双脚垂放，脚踝后侧放一个毛毯卷垫高臀部。不需要这么高的话，可以使用毛毯代替抱枕（图 2.3.8）。小腿和双脚平齐时，折一张毛毯垫在臀部下面（图 2.3.9）。使用抱枕支撑，让躯干立直。头部可以立直，也可以用抱枕或毛毯支撑。

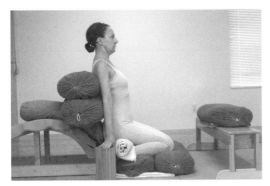

图2.3.7

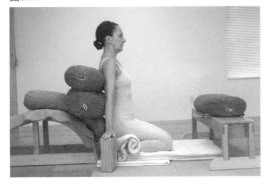

图2.3.8

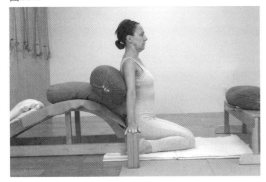

图2.3.9

c.Upaashrayi Vīrāsana（后仰英雄式）

　　小腿保持在抱枕上，仰卧在支撑物上（图2.3.10）。 大腿上可以放一个杠铃片，帮助其释放，进而也使腹部放松（图2.3.11）。 如图2.3.12所示，使用叠放的毛毯支撑小腿，双脚垂放。如图2.3.13所示，双脚与膝盖同高，折一张毛毯垫在臀部下面，上提脊柱。

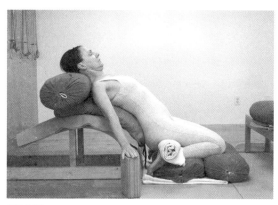

图2.3.10

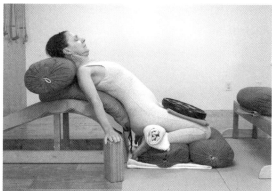

图2.3.11

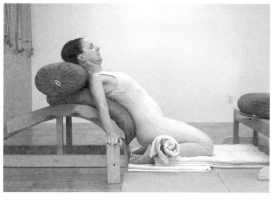

图2.3.12

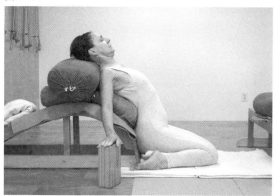

图2.3.13

4. Baddha Koṇāsana（束角式）系列

a. Adho Mukha Baddha Koṇāsana（面朝下的束角式）

使用抱枕或毛毯支撑大腿外侧和躯干。用沙袋或杠铃片固定双脚。抱枕沿躯干纵向放置，额头靠在毛毯上放松（图2.4.1）。也可用伸展带分别绑住同侧的脚和腿，使双脚内收，尽可能缩短髋和脚踝的距离（图2.4.2）。膝盖不舒服的话，在膝窝放绳子（图2.4.3）。身体前屈后，双手可以放在倒手杖凳上休息。

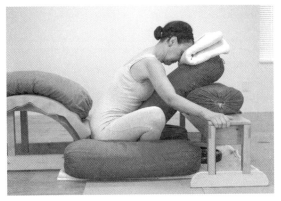

图2.4.1

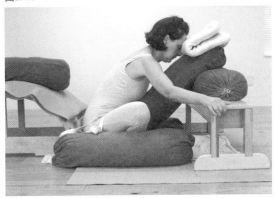

图2.4.2

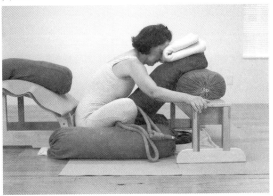

图2.4.3

b.Samāśrāyi Baddha Koṇāsana（直立束角式）

上一体式结束后，坐直，必要时重新
调整骶骨贴住支撑物。双手可在砖上休息
（图2.4.4）。

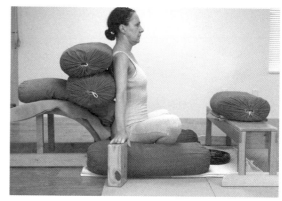

图2.4.4

c.Upāśrāyi Baddha Koṇāsana（后仰束角式）

在上一体式的基础上仰卧（图2.4.5）。

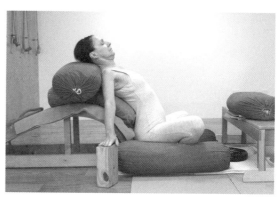

图2.4.5

5. Upaviṣṭa Koṇāsana（坐角式）系列

a.Adho Mukha Upaviṣṭa Koṇāsana（面朝下的坐角式）

双腿尽量分开，身体尽量前屈。如果膝盖不舒服，则用小毛毯卷支撑膝窝；如果身体非常僵硬，则用抱枕支撑躯干。如图 2.5.1 所示，脚跟内侧使用桥式凳的凳腿保持展宽。

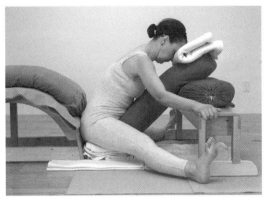

图2.5.1

b.Samāśhrāyi Upaviṣṭa Koṇāsana（直立坐角式）

身体坐直，骶骨牢牢贴住支撑物（图 2.5.2）。手与手臂的姿势与各 Samāśrāyi（直立）变体相同。双手外展，与躯干呈 45°，手臂伸直。

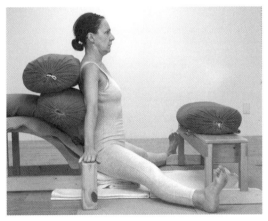

图2.5.2

c.Upaashrayi Upaviṣṭa Koṇāsana（后仰坐角式）

后仰时保持骶骨牢牢抵住支撑物（图 2.5.3）。

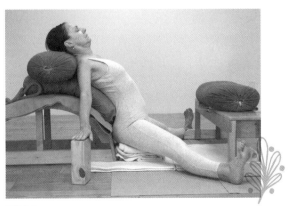

图2.5.3

6. Daṇḍāsana（手杖式）系列

a.Adho Mukha Daṇḍāsana（面朝下的手杖式）

上一个体式结束后，双脚分开与髋同宽，身体前屈。如身体僵硬，则使用抱枕支撑躯干（图2.6.1）。

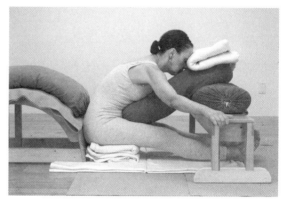

图2.6.1

b.Samāśrāyi Daṇḍāsana（直立手杖式）

身体坐直，手臂与身体呈45°，双手放在砖上（图2.6.2）。可在大腿上放杠铃片，以帮助脊柱上提（图2.6.3）。

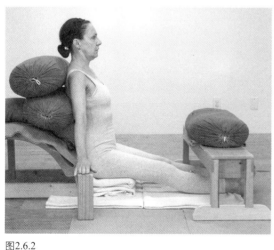
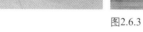

图2.6.2

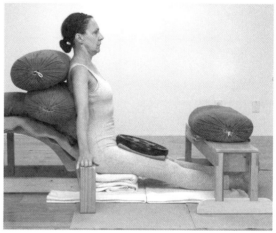

图2.6.3

c.Upaashrayi Daṇḍāsana（后仰手杖式）

在上一体式的基础上仰卧（图2.6.4）。

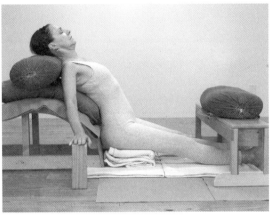

图2.6.4

7. Pavana Muktāsana（祛风式）

拿两把椅子，椅座相对放置（图 2.7.1）。习练者坐在叠好的小块毛毯上，躯干靠卧在抱枕上，额头落在另一张折叠的小块毛毯上（图 2.7.2）。可把沙袋放在下背部，确保躯干保持从下向上的延展（图 2.7.3），也可以将其放在上背部（图 2.7.4），释放上半身的紧张，柔软整个身体。

理想情况下，最好使用祛风式凳。在祛风式凳上铺一张瑜伽垫，臀部下面垫毛毯或抱枕，使用一至两个抱枕支撑躯干。支撑物可根据体形和身体柔韧性调整。在躯干的伸展中，脊柱应呈自然弧形。如果背部拱起得过多，可能需要将躯干向上抬起。调整辅具让身体舒适，这样可帮助胸腔前侧打开，体内器官也随之拉长、展宽。抱枕前端可放砖，垫高毛毯，头部落在毛毯上休息。如果肩膀因手术受损，或需要更多的休息，则可弯曲手肘抓握祛风式凳。头疼的习练者可以在后脑放一个杠铃片。还可以在颈部后侧放一个毛毯卷，毛毯卷和后脑基本水平。

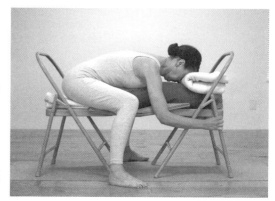

图2.7.2

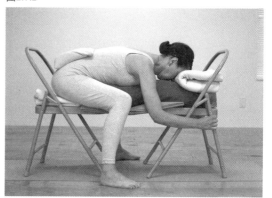

图2.7.3

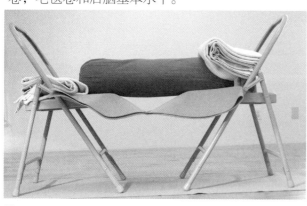

图2.7.1

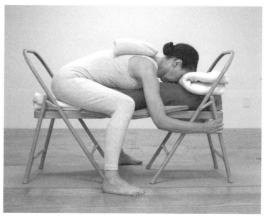

图2.7.4

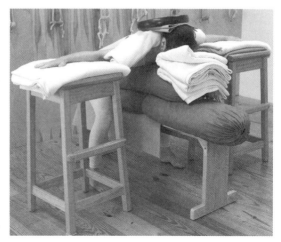

图2.7.5

毛毯和后脑上铺张小瑜伽垫，把杠铃片放在头部和上背部（图 2.7.5）。检查鼻子能否顺畅呼吸，如果感觉到挤压，可在额头下再垫一张毛毯。杠铃片可放置 5 分钟，但需要在 2 分钟时查看一下习练者的状况。身体僵硬或驼背的习练者，需要把躯干撑得更高。胸下横放一个抱枕。这个角度对缓解头痛也有帮助，但此种情况下不可再使用杠铃片，而是可以在背部放沙袋（图 2.7.6）。呼吸困难的习练者，气息更容易进入身体后侧或肺部。这种情况下需要移开腹部下面的支撑物，释放腹部和横膈膜（图 2.7.7）。闭上双眼，放松，不要紧张。

横膈膜、肺部和腹部压力过大的习练者，其腹部最好不要使用支撑物。这种情况下，习练者侧坐在祛风式凳（或椅子）上。臀部下面垫足够的毛毯或一个抱枕，让髋部高于膝盖。这样身体容易从骨盆底部或大腿上端开始前屈。使用高凳或高一些的桌面，以使躯干前倾，头部放松（图 2.7.8）。

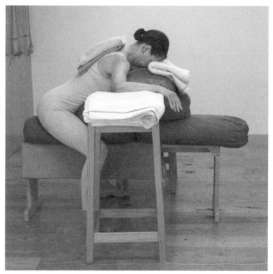

图2.7.6

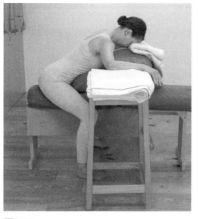

图2.7.7

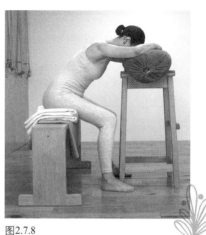

图2.7.8

8. Ardha Uttānāsana（半强烈式）

这个体式可以使用桌面或讲台，上面放宽长凳（图 2.8.1），或使用两个高凳完成（图 2.8.2）。还可以采用更简单的方式，直接将头部和手臂落在木马的横梁（图 2.8.3）或一个平面上。如果骨盆和腘绳肌的状况无法让双腿舒适地伸直，则可跳过这个体式。

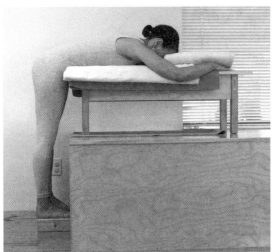

图2.8.1

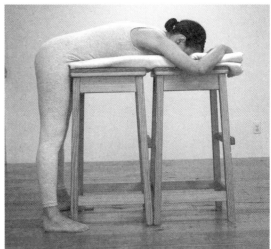

图2.8.2

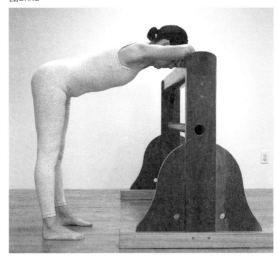

图2.8.3

9. Setubandha Sarvāṅgāsana（桥形所有肢体式）

在第一章中有此体式的详细介绍。然而，如果感觉恶心、头痛或呼吸困难，可使用一个简单的辅具放置方法：两个抱枕两端相对摆放，仰卧其上（图2.9.1）。头痛的话，可以拿一个小杠铃片放在额头上（图2.9.2）。也可以使用第一章中使用的其他辅具。如果有辅助者，可以直接从这个体式进入下一体式。

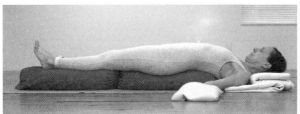

图2.9.1

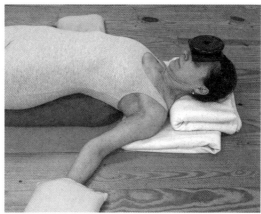

图2.9.2

10. Viparīta Karaṇī Sarvāṅgāsana（倒箭所有肢体式）

其他可选辅具请参考第一章的体式9。这里展示的体式（图2.10.1）是在辅助者的帮助下直接从上一体式进入的。如果没有辅助者，则从上一个体式出来，摆放好椅子和抱枕。抱枕放在地面上靠近椅子的位置，坐在抱枕上。双手支撑躯干，身体向后躺。

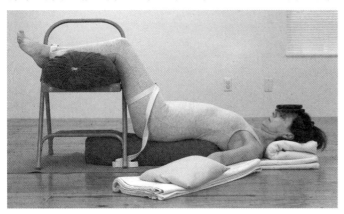

图2.10.1

用眼纱绑头，缓解头痛或偏头痛

　　使用弹性眼纱，它们质地较轻，弹性较小，没有刺激感。眼纱应卷成卷，这样容易展开。首先，将眼纱展开约 15 厘米，并把这部分眼纱沿长边方向对折（图 2.11.1）。将眼纱放在额头上从左向右展开，以顺时方向缠绕头部。在这个过程中，应向下按住眉毛外侧。裹好额头以后，以眼纱的正常宽度缠绕头部（图 2.11.2）。眼纱要贴合头部，但不要太紧，以免造成刺激感。接下来，向下覆盖右眼，注意不要盖住鼻子（图 2.11.3）。再次绕过额头的时候，向上覆盖左眼，也不要盖住鼻子（图 2.11.4）。如果能确定头痛的位置，那么接下来每次绕过这个位置时都把眼纱转一下再缠绕（图 2.11.5）。最后，将眼纱末端塞好（图 2.11.6）。把头裹住可极大地缓解头痛，但如果眼纱使某些习练者产生刺激感，则将其摘掉。如无不适，整个习练期间都可裹住眼纱。换体式动作需要用眼查看时，可掀起遮挡住眼睛的部分（图 2.11.7）。摘下眼纱时，不要直接向上拿下来，这样可能会影响眼纱缓解头痛的效果，而要一圈圈解开。

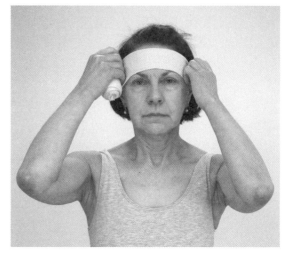

图2.11.1

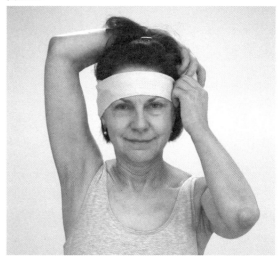

图2.11.2

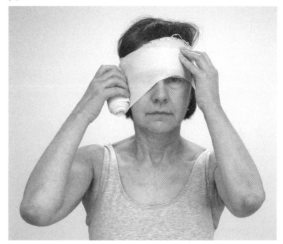

图2.11.3

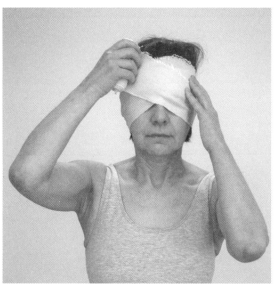

图2.11.4

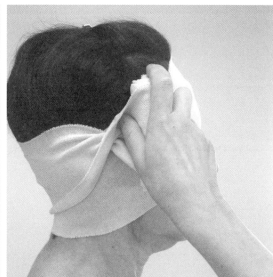

图2.11.5

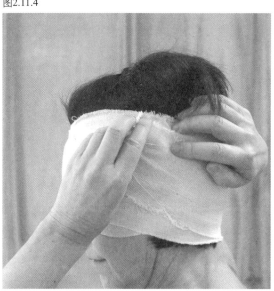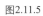

图2.11.6

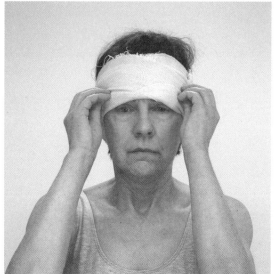

图2.11.7

第三章

第二阶段体式序列

当身心逐渐整体康复时，患者就可以开始习练本章的体式序列了。然而，每个人对整体康复的定义不尽相同。一方面，医学治疗结束，根据当下诊断呈现的结果，患者已无癌症症状。另一方面，癌症治疗方式也是多种多样的。如果治疗导致身体虚弱，那么最好在最后一次治疗结束的一年内坚持习练第一阶段体式序列。如果治疗并没有对身体造成太大损伤，身体已经开始出现好转，感觉良好，那么在第一阶段体式序列的基础上可以逐渐引入一些较少使用辅具的体式。

在癌症治疗后的恢复阶段，习练者可以谨慎开始本章给出的体式习练。首先尝试带星号的体式。如果习练后或第二天感觉身体酸痛或疲劳，就退回习练第一章中的第一阶段体式序列。如果感觉某一两个体式特别有效，则可将其添加到第一阶段体式序列体式 4 之后。当身体感觉更好时，再开始习练带星号的体式。每天交替习练第一阶段和第二阶段体式序列，直到确信身体感受良好，没有酸痛感，能量在提升。一两个月后可习练整个体式序列。

再过两三个月，增加倒立体式。可在不同日期交替习练Viparīta Karaṇī Śīrṣāsana（倒箭头倒立式）和Rope Śīrṣāsana（墙绳辅助头倒立式），这二者都对大脑有益。Viparīta Karaṇī Śīrṣāsana（倒箭头倒立式）效果更优。另外还可以加入Sarvāṅgāsana（所有肢体式）和Halāsana（犁式），这两个体式都可以使用椅子支撑，Halāsana（犁式）也可以使用犁式盒支撑。

如果不确定什么时候开始习练第二阶段体式序列，就坚持习练第一阶段体式序列，直到治疗结束一年后。每周保持习练第一阶段体式序列一次，或根据需要增加习练次数。

要根据习练者的能力选择体式变体。更多经典体式变体可参考《艾扬格瑜伽——肩颈问题辅助习练》（Steinberg, 2010）及《艾扬格瑜伽——下背部问题辅助习练》（Steinberg, 2002）。

1. Supta Padaṅguṣṭhāsana（仰卧手抓大脚趾式）*

Supta Padaṅguṣṭhāsana（仰卧手抓大脚趾式）及其系列有大量的俯卧和仰卧变体，这些内容足够写一本书来介绍。但就本书的主题，本章只介绍其中几个仰卧变体。

如果腘绳肌和（或）髋部运动受限，可习练屈膝变体 2～3 个月，然后再直腿习练。先介绍简单的屈膝变体以及能力提升时可习练的一些变体。从简单的变体开始，确保身体不会紧张。每日习练会很好地提高身体的活动能力。习练者感觉有明显进步和能力提升时，可进入下一阶段。双腿和髋部灵活的习练者可以从直腿习练开始，直腿变体也需要循序渐进地习练。

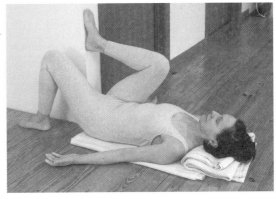

图3.1.1

把右脚放在墙外角上，屈膝，右脚踩在墙侧边缘。左脚放在地面上，紧贴另一面墙，屈左膝。后背下面垫毛毯，为后背提供柔软的支撑：这样换边时也方便在地面上滑动（用地毯换位置就不太方便了）。折一张毛毯垫在头颈后侧。臀部尽可能靠近墙壁（图 3.1.1）。从这个位置开始，移动右脚，右膝同时向侧面弯曲，用毛毯或抱枕支撑右侧大腿外侧（图 3.1.2）。弯曲双膝可以在毫无压力的情况下轻柔地拉长腘绳肌，打开骨盆。血液会在骨盆区域循环，滋养下半身。滑到另一面墙，换另一侧习练。

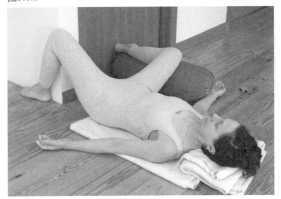

图3.1.2

如图 3.1.3 所示，一腿弯曲，同时脚蹬墙；另一腿伸直，脚跟用砖垫高，进一步拉长大腿后侧。下方伸直的腿可保持用力：腿后侧向脚跟方向伸展，大腿前侧有力收向骨头。如果腿部感觉太紧绷，在做出以上力后大腿仍然向上鼓起来，就继续屈双膝习练。蹬墙的脚来到体侧，大腿外侧使用支撑（图 3.1.4）。如果要进一步打开骨盆，则可以让下方伸直的腿离墙 30 厘米，脚跟垫砖（图 3.1.5）。

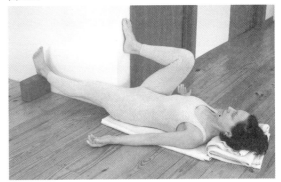

图3.1.3

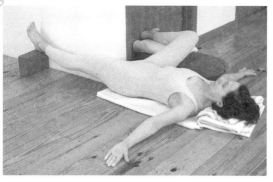

图3.1.4

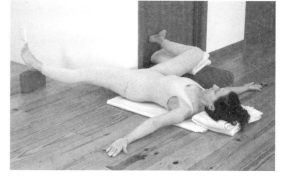

图3.1.5

　　使用墙壁，下方腿的脚跟用砖垫高，脚底贴墙。腿后侧向脚跟方向伸展，脚跟内边缘蹬墙。收紧股四头肌去向骨骼，大腿肌肉从外侧转向内侧。大腿内侧沉向地面。上方腿的膝盖去向腹部，双手交扣环抱小腿（图3.1.6）。在这个不对称的体式中保持两髋水平。上方腿向体侧打开，用毛毯和（或）抱枕支撑大腿外侧（图3.1.7），并用沙袋压在大腿内侧上面，帮助骨盆打开（图3.1.8）。地面上的下方腿也可以向侧面打开30～60厘米，以进一步打开骨盆（图3.1.9）。

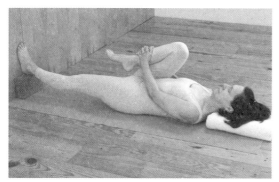

图3.1.6

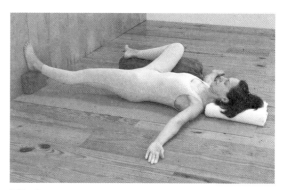

图3.1.7

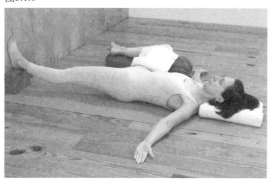

图3.1.8

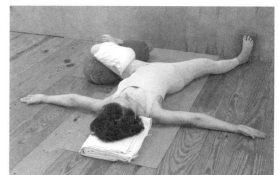

图3.1.9

　　如果腹部区域做过手术，那么下面的辅具摆放方式有助于身体恢复。将 12 张毛毯（厚毛毯的话 8 张即可）交错放置，支撑背部。折一张或几张毛毯垫在头颈后侧，使头部远离肩膀。直腿的脚蹬墙，打开宽于髋部。另一条腿屈膝靠近腹部（图 3.1.10），侧向打开，并用毛毯或抱枕支撑大腿外侧，大腿内侧上面可以放一个杠铃片。把伸展带系成小环套在脚上，其余部分绕过颈后。右手握住伸展带，保持腿向体侧伸展（图 3.1.11）。

　　根据习练者的能力，屈膝靠近腹部然后向侧面伸展的体式可以保持 30 秒 ～ 2 分钟，然后换另一侧习练。如果每个体式保持时间较短，则重复三次；如果保持时间较长，则重复两次。

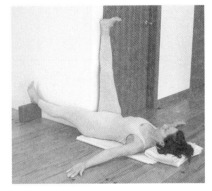

　　直腿变体与屈膝习练类似。使用墙外角时，右腿向上沿着墙伸直。理想情况下，右腿后侧紧贴墙壁，同时髋部保持在地面上。左腿沿另一侧墙壁放置，脚跟垫砖（图 3.1.12）。上方腿的脚跟下如果垫砖，腘绳肌和小腿就会得到进一步拉展。下方腿朝外侧打开约 30 厘米，以进一步打开骨盆（图 3.1.13）。使用墙壁支撑，上方腿的大腿面去向墙壁。重复这个变体两至三次再向侧面打开腿，减少再次换腿进入的调整。将伸直腿向侧面展开，使用墙外角支撑脚跟。使用瑜伽垫帮助身体稳定，上方脚下面垫一张瑜伽垫会比较舒适（图 3.1.14）。这样运用墙壁进一步打开骨盆。

图3.1.12

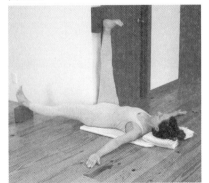

图3.1.13

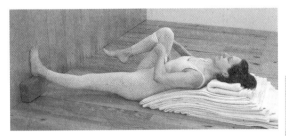

图3.1.10

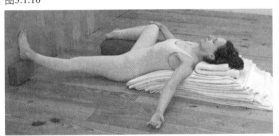

图3.1.11

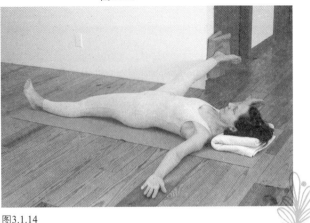

图3.1.14

开始时，左脚跟靠墙垫砖，右脚上套一条伸展带以支撑右腿向上，双手分别抓伸展带两端。拉动伸展带，在保持膝盖伸直的同时，让腿靠近躯干（图3.1.15）。下方腿朝外打开约30厘米，以进一步打开骨盆（图3.1.16）。右腿展开向体侧，在小腿或脚下面垫毛毯或抱枕。在大腿根部和骨盆交接位置压沙袋，有助于臀部两侧均衡地保持在地面上（图3.1.17）。双腿如果伸展较好，下方腿的脚跟也可以落在地面上，如图3.1.18所示。

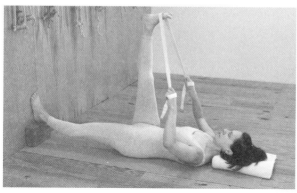

图3.1.15

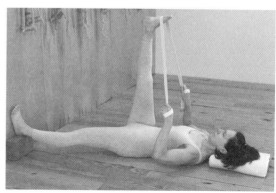

图3.1.16

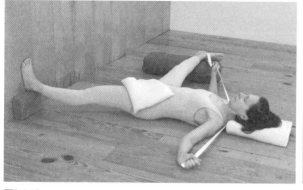

图3.1.17

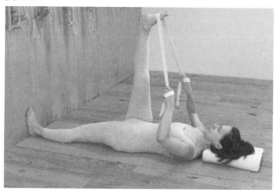

图3.1.18

也可以将毛毯堆放，同时让双腿伸直（图3.1.19、图3.1.20）。折一张毛毯垫在上方腿的臀部下面，上缘至骶骨的位置。下方腿的脚跟朝侧面打开，下面垫砖。这一侧的髋部上面放沙袋有助于进一步打开骨盆（图3.1.21）。

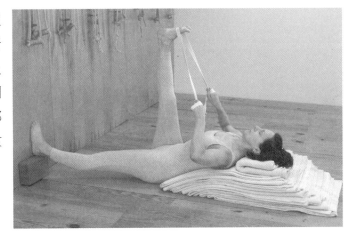

图3.1.19

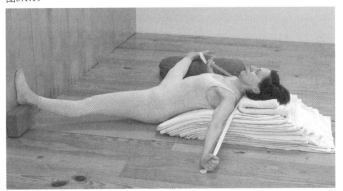

图3.1.20

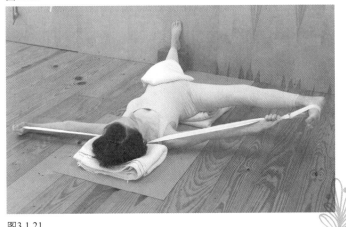

图3.1.21

2. Anantāsana（毗湿奴式）*

如髋部非常僵硬，则可以从屈膝用两个抱枕支撑开始习练（图 3.2.1）。辅助者用自己的脚或小腿支撑习练者的背部，然后将习练者的膝盖和小腿下部抬起，按照习练者的状况将习练者的腿上提（图 3.2.2）。

习练者向左侧卧，背靠墙，上方手在躯干前撑地，支撑身体抵住墙壁。头部落在抱枕上，下方手臂舒适地摆放。折一张毛毯支撑下方脚。辅助者将两个抱枕和一张毛毯错位叠放在习练者双腿之间（图 3.2.3）。下半身做过手术的习练者，这个姿势会帮助其打开骨盆或髋部。髋部灵活的习练者，上方腿可以沿墙上举。辅助者可以用自己的腿支撑习练者的下方腿，同时用手支撑习练者的小腿（图 3.2.4）。

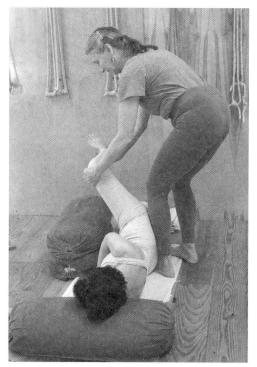

图3.2.2

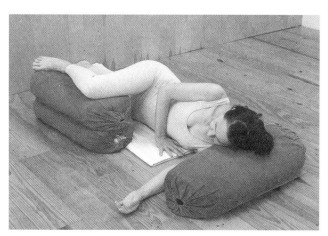

图3.2.1

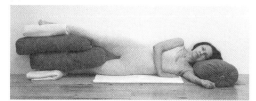

图3.2.3

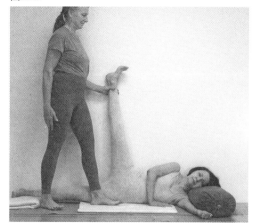

图3.2.4

3. Adho Mukha Śvānāsana（下犬式）*

使用上墙绳的 Adho Mukha Śvānāsana（下犬式）是这个体式最轻柔的变体，使用下墙绳则是中级变体。有支撑的体式可以用放松的方式完成，也可以用主动的方式完成。辅具会帮助习练者的皮肤和骨骼得到伸展，而非仅仅做基础的肌肉运动。身体在上墙绳的悬挂可帮助身心在重力作用下放松。若没有墙绳，则可用双手推墙支撑，这样更为挑战，也更精进。

上墙绳的变体可使用狮式盒支撑脚掌，脚跟靠墙。身形较大或是身体非常僵硬的习练者，可能需要两个狮式盒。也可以使用其他辅具垫高脚跟，如梯凳等。在绳子上放一张毛毯可使支撑更柔软、舒适。使用两个等高的犁式盒支撑手臂，再使用一个较矮的犁式盒或放有抱枕或毛毯的椅子支撑头部（图 3.3.1）。也可以使用椅子支撑手臂，为达到功效可在椅子上摆放抱枕和毛毯。如图 3.3.2 所示，使用两个狮式盒支撑分开的双脚，这样可给骨盆创造更多的空间，对身体僵硬的习练者非常有益。头部的支撑物应略低于手臂。头颈后侧伸直远离肩膀。手臂从腋窝开始到手肘，再到指尖，纵向伸展出去。皮肤和骨骼的不断伸展可避免肌肉僵硬。肩膀运动幅度正常的习练者，在手臂横向伸展时会感觉很舒适。对于运动受限或需要更多休息的习练者，可以向两侧曲臂（图 3.3.3）。若需要更主动地伸展，可将手臂向前伸，握住犁式盒或椅子的末端（图 3.3.4）。若使用主动习练方式，则可保持 2 分钟；若手臂处于被动状态，则可保持 2 ~ 5 分钟。

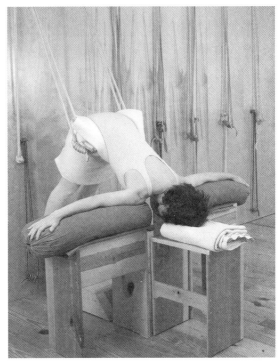

图3.3.1

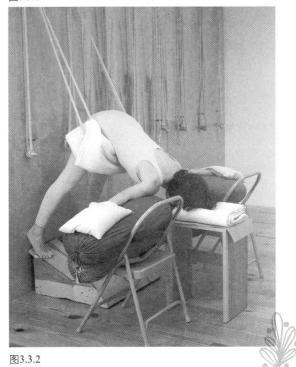

图3.3.2

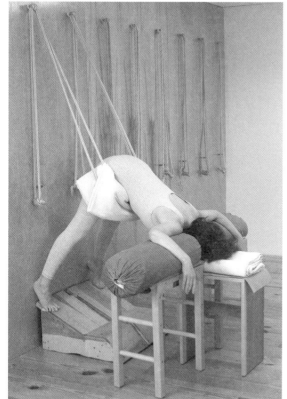

图3.3.3

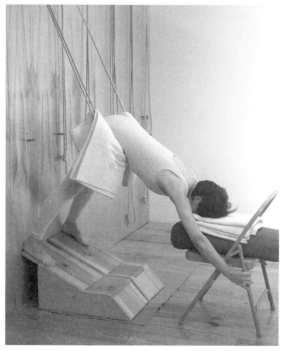

图3.3.4

在下墙绳变体中，习练者可以双手推砖的顶端，砖以最高高度放置，这样会给腋窝和胸腔创造更多空间（图3.3.5）。脚跟后面放砖，可以更准确地调节手脚之间的距离。如图3.3.6所示，食指和拇指推墙，手掌压地，头部下面垫砖。头部的支撑物非常重要，它有助于头脑安静，脊柱延展。根据习练者的能力、舒适程度和自身体验保持1～5分钟。如果肩膀问题重复出现，请参考《艾扬格瑜伽——肩颈问题辅助习练》学习更多变体。

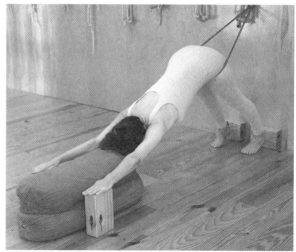

图3.3.5

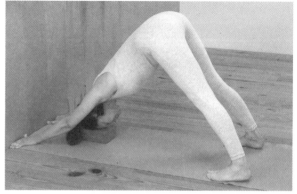

图3.3.6

4. Prasārita Pādōttānāsana（分脚强烈式）（凹陷）*

使用祛风式凳支撑双臂，凳面上放一个抱枕，头部落在抱枕上，让腹部自由悬垂。也可以使用放置抱枕的犁式盒或椅子。把两根下墙绳的绳钩系在一起，两个绳钩中间留一个绳钩不用，站在墙绳结成的环里面，墙绳置于骨盆和大腿的相交处。两张瑜伽垫，一张横向放置，一张纵向放置，这样比较容易进入接下来的体式（图 3.4.1）。在墙绳上搭放一张毛毯可使支撑更为柔软（图 3.4.2）。辅助者可以把绳子放在习练者大腿后侧中间，使大腿内侧向外侧扩展（图 3.4.3）。这是 Prasārita Pādōttānāsana（分脚强烈式）的中级进阶体式，对于髋部不灵活、腘绳肌紧张的习练者非常有益。

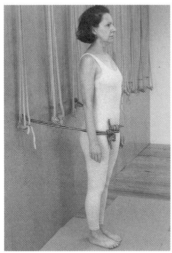

图3.4.1

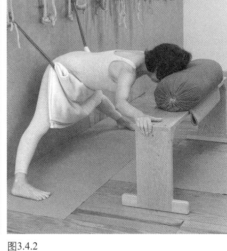

图3.4.2

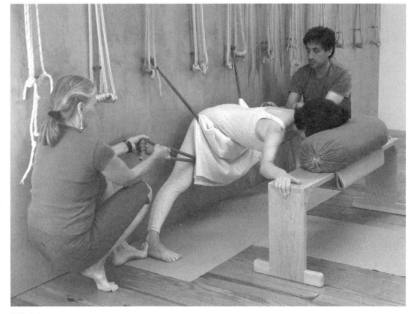

图3.4.3

身体展开度和灵活性较好的习练者，可以由两名辅助者把墙绳套在习练者大腿上端后侧，将坐骨向上、向外提拉，这样也有助于从内向外展开大腿后侧，进一步打开骨盆（图3.4.4）。还可以把沙袋吊在绳子上，将绳子系在上胸腔处，与下胸底端对齐，这样可使后肋骨向内收，靠近前肋骨（图3.4.5）。这种方式对于刚刚做完上半身手术的复原期习练者尤其有效。进入下一体式时，墙绳的摆放不要变。

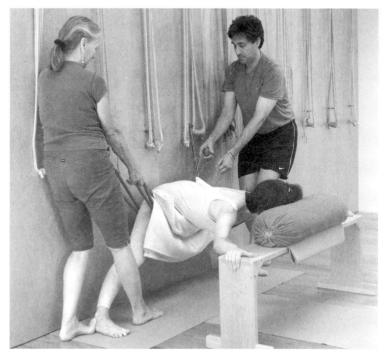

图3.4.4

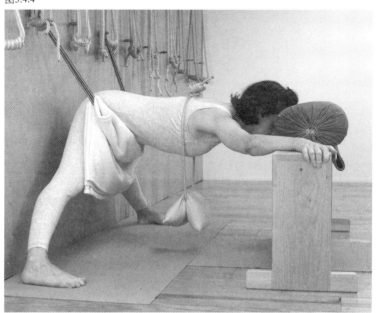

图3.4.5

腹部的支撑会使习练者感觉非常放松。使用桌面支撑躯干，手臂放在两侧（图3.4.6）或向前伸展（图3.4.7）。下一体式使用同样的辅具摆放方式。

习练者身体基本康复时，可以习练更接近经典的背部凹陷体式（图3.4.8）。双手向外转并扶砖，大臂内侧外旋，这样有助于展宽锁骨。侧肋向前伸展，肩膀沿着背部去向腰部，帮助肋骨后侧主动去向肋骨前侧。

根据习练者的状况保持1～5分钟。

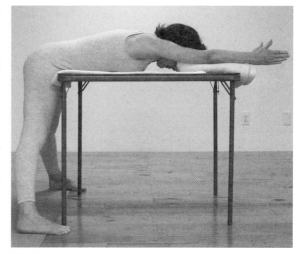

图3.4.7

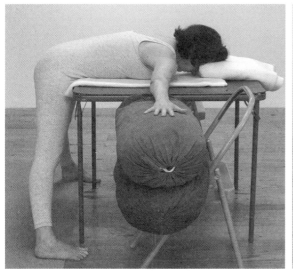

图3.4.6

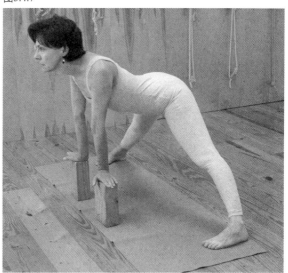

图3.4.8

5. Pārśvottānāsana（加强侧伸展式）（凹陷）*

此体式和 Prasārita Pādōttānāsana（分脚强烈式）类似，使用尽可能温和的支撑物支撑手臂、头部和髋部。从上一体式的位置开始，右脚向前迈，左脚向后迈，进入当前体式。在这个温和的变体中，习练者曲臂在抱枕上休息。如图 3.5.1 所示，使用犁式盒，上面放抱枕和毛毯。手臂也可以向下伸，握住犁式盒的腿（图 3.5.2）。

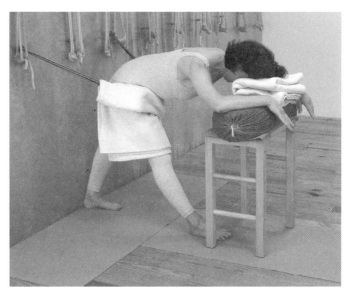

图3.5.1

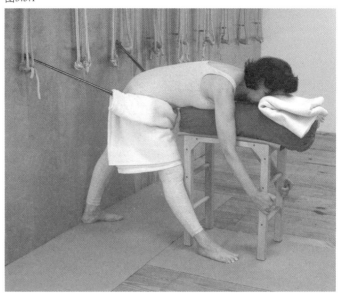

图3.5.2

或使用桌面支撑头部和手臂，手臂可以放松休息（图 3.5.3），也可以掌心相对向前伸展（图 3.5.4）。

习练者的身体基本康复时，可以习练经典的背部凹陷体式。如图 3.5.5 所示，双手向外转并扶砖，伸展手臂内侧，这样有助于上臂从内向外转，收紧肱三头肌贴近骨骼。手臂的力使得肩膀向髋部移动，背部凹陷。胸骨伸展，去向下巴，延展下巴远离胸骨，从而打开胸腔。

根据习练者的能力保持 1 ～ 2 分钟。

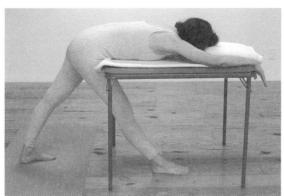

图3.5.3

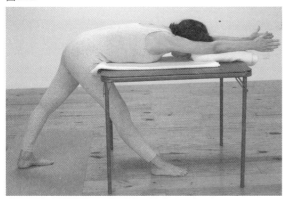

图3.5.4

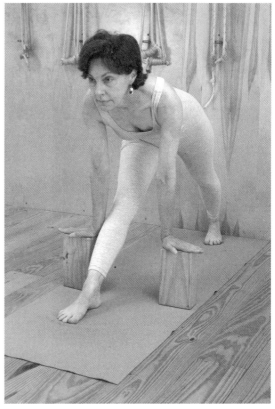

图3.5.5

6. Ūrdhva Hastāsana in Tāḍāsana（手臂上举山式）*

　　在某些情况下，胸腔区域手术十天后就可以轻柔地习练这个体式了。腋网综合征（前哨淋巴结或腋窝淋巴结清扫术的副作用）会在淋巴结清扫术后出现在患癌位置附近或乳腺癌患者的腋窝内。胸腔区域的疤痕组织手术也可能会造成这种症状。这种症状也被称为"索症"，因为可以看到或感受到手臂内侧皮肤下面有一个较粗的绳索状结构。形成这样的结构是因为淋巴系统受伤后发炎造成了淋巴管结块、结痂。术后十天内，手臂不要伸展过头，要让身体慢慢愈合。一旦"索症"进一步发展，就在第一章的第一阶段体式序列中加入这个体式，放在 Dwi Pāda Viparīta Daṇḍāsana（双脚倒手杖式）后面。

　　这个体式的力也可以缓解锁骨、手臂和双手的淋巴水肿。延长体式习练时间到 1 分钟可以更好地缓解水肿。若是无法保持 1 分钟，就分三段习练，每段 20 秒。

　　习练者面向墙壁，以 Tāḍāsana（山式）站立，双脚距离墙壁约 30 厘米，分开与髋同宽。双手扶墙，与肩膀同高、同宽。手指尽量分开，手腕平行于地面。手肘指向正下方，向内收，同时展宽锁骨，上提胸骨。斜方肌向下，双眼向前看（图 3.6.1）。如果感觉十分疼痛，就保持在体式的这个阶段。

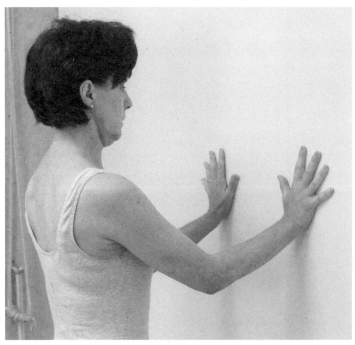

图3.6.1

　　如果感觉强烈，但无痛感，就继续上举手臂（图3.6.2）。保持体式中的力。根据个人能力选择继续进入下一阶段或保持原来的姿势。手臂沿墙上举，直到手肘伸直。手臂完全伸展，将额头贴在墙上，保持头脑安静（图3.6.3）。肩膀和肱三头肌去向地面，同时，腋窝和肱二头肌去向天花板。上臂内侧外旋，前臂内旋。保持肩膀向后、向下，从躯干内层向远伸展，腋窝内外向上伸。

　　Ūrdhva Hastāsana（手臂上举式）也可以坐在犁式盒或椅子上背对墙壁完成。把毛毯和（或）抱枕垫在臀部下面，减轻双腿的怠惰，躯干上提。手背贴墙上举，直到伸直，手背和手臂后侧紧贴墙壁。肱三头肌和肩膀向下，肱二头肌和腋窝上提（图3.6.4）。

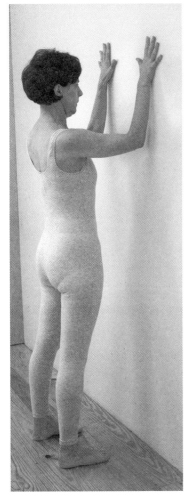
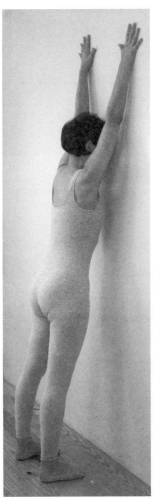
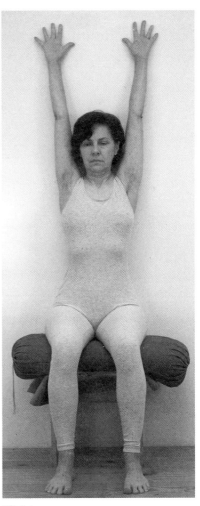

图3.6.2　　　　　　　　　　图3.6.3　　　　　　　　　　图3.6.4

7. Paścima Namaskārāsana（反转祈祷式）

可以请辅助者帮忙放好习练者的双手，习练者以 Tāḍāsana（山式）站立，双脚分开与髋同宽。手臂伸展，与身体呈 45°并远离身体，翻转掌心向外。从腋窝向双手方向伸展肱二头肌（图 3.7.1）。掌心向后转。辅助者站在习练者身后，向习练者手臂内侧伸展自己的手臂，握住习练者双手小手指一侧（图 3.7.2）。辅助者应询问习练者的感受，以判断其是否已经到达能力极限。辅助者可要求习练者深吸气，上提胸腔；呼气时，习练者在辅助者的帮助下双手合掌，小拇指放在脊柱正中央（图 3.7.3、图 3.7.4、图 3.7.5）。双手内边缘应均匀互推，拇指远离食指，其余四指合拢。手肘向后拉，直到双手内边缘、掌心、其余四指可以均匀地互推。手肘向内朝双手移动，翻转前臂内侧去向小拇指。肩袖受伤或患有肩关节挤压的习练者，需要把三角肌从后向前翻转，肱三头肌上提去向三角肌。有控制地释放手臂，进入 Tāḍāsana（山式），这样胸腔上部前侧两个角会保持明显的上提。这个力可使习练者更好地理解调息法中胸腔的形状。如果这个体式完成得十分困难且没有辅助者，可使用壁架、墙绳钩或支架帮助双手沿背部上提。

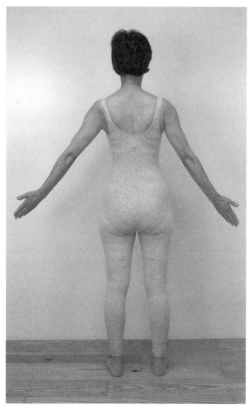

图3.7.1

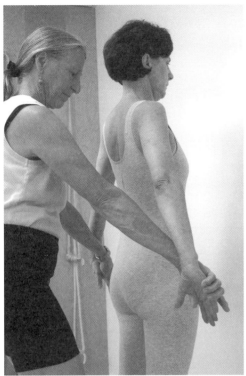

图3.7.2

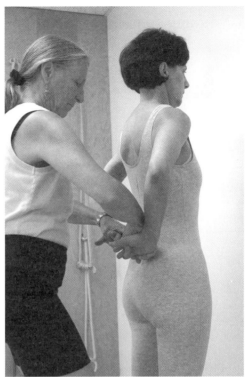

图3.7.3

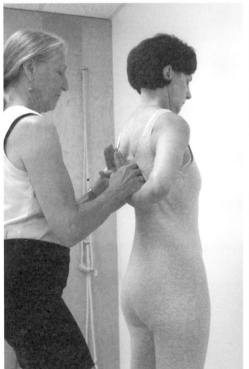

图3.7.4

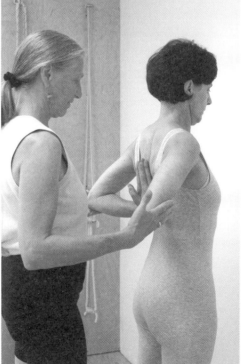

图3.7.5

8. Utthita Trikoṇāsana（三角伸展式）

　　Utthita Trikoṇāsana（三角伸展式）的更多辅具变体请参考《艾扬格瑜伽——肩颈问题辅助习练》。后脚靠墙，下方手扶砖，上方手臂弯曲，手扶髋。头可以向前看（图3.8.1）。伸直手臂，最好使用下墙绳。如果颈肩有问题，则最好向下看，眼睛平行于地面（图3.8.2）。如果没有墙绳，可直接让上方手臂沿着身体侧面伸直（图3.8.3）。

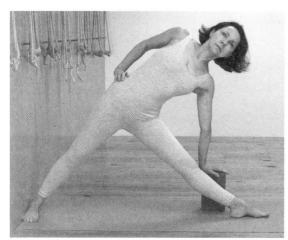

图3.8.1

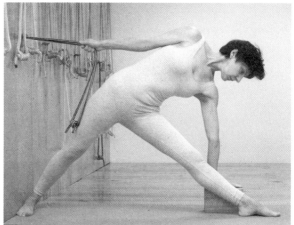

图3.8.2

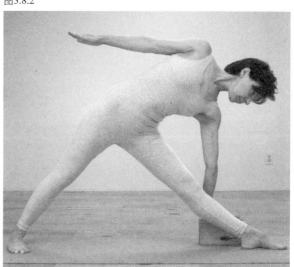

图3.8.3

或采用背靠绳墙，上方手握上墙绳的方法。如图3.8.4所示，下方手握住一个约5千克的重物。重物拉长了手臂，对于癌症治疗后患有腋网综合征的习练者尤为有益。辅助者可以将腿放在墙壁和习练者前方腿之间（图3.8.5），习练者下方手握住辅助者的脚（图3.8.6）。辅助者小心并缓慢地向下施压，征询习练者的感受来决定压力的大小。这个阶段的体式就进阶到较强烈的状况了。

保持体式20秒。如果体能良好，可重复3次。这样有助于逐步增强体能，最终能保持体式1分钟。

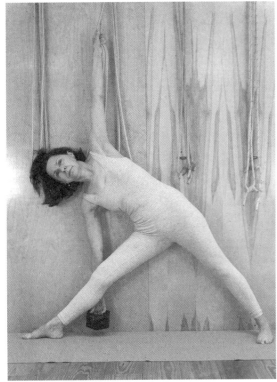

图3.8.4

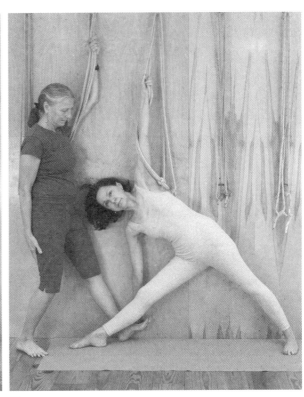

图3.8.5

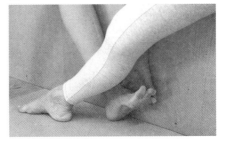

图3.8.6

9. Vīrabhadrāsana Ⅰ（战士一式）

关于 Virabhadrasana I（战士一式）更多辅具变体的使用，请参考《艾扬格瑜伽——肩颈问题辅助习练》。最简单的变体是前方腿的脚趾和双手贴墙，双手与肩同宽（图3.9.1）。下一个变体是将后方腿的脚跟贴在墙上，这样需要更多的力，也更难一些。双手扶髋，手肘向后弯曲，肩胛骨收入背部来展宽胸腔（图3.9.2）。双手在背后交扣，手臂伸直，做 Baddh Aṅgulāsana（手指交扣式）（图3.9.3），增强肩胛骨收入背部和延展躯干的力。手臂横向伸展，Vimānāsana（站立飞机式）（图3.9.4）更为挑战。内外腋窝、手肘和手腕应在一条直线上且均衡伸展。如图3.9.5所示，双手抓上墙绳把手，上提并打开腋窝下胸腔，使手臂进一步伸展。如图3.9.6所示，习练者尽可能向上抓握上墙绳，将手臂伸展到耳后，最大限度地打开腋窝下胸腔。后方腿的脚跟应用力推墙，同时将腿伸直。

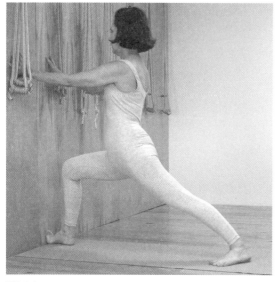

图3.9.1

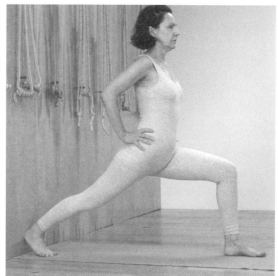

图3.9.2

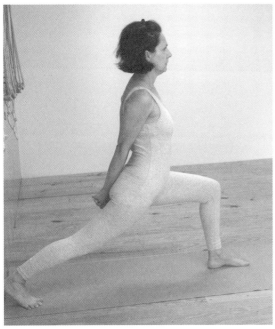

图3.9.3

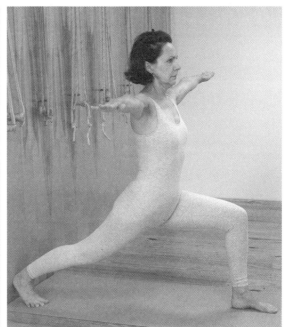

图3.9.4

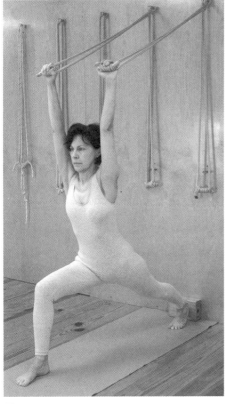

图3.9.5

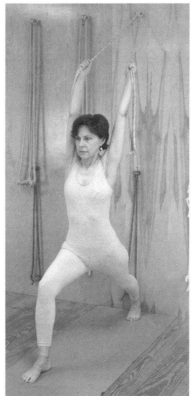

图3.9.6

10. Vīrabhadrāsana Ⅲ（战士三式）

从 Ardha Uttānāsana（半强烈式）开始，手扶墙，稍微高于髋部，这样腋窝和胸腔可以更好地打开。保持髋部和肩膀水平，将腿向后、向上抬，与髋同高（图 3.10.1）。也可让上方腿蹬墙，与髋同高，双手分开与肩同宽，放在砖上，砖以最高高度立放（图 3.10.2）。这两个变体都十分简单。

若需要习练更轻松的体式，可用桌面支撑躯干，后脚蹬墙。三个抱枕沿身体横向放置，支撑躯干与髋同高。一张毛毯折成小块，支撑额头与胸骨同高。个子较矮的习练者可将桌面上的抱枕换成毛毯；个子较高的习练者则在抱枕上多放几张毛毯。手臂可以放松（图 3.10.3），也可以向前伸展（图 3.10.4）。可以使用一个高凳支撑髋部、腹部和胸腔，再使用另一个高凳或椅背支撑抬高的脚。头部落在木马上，手臂向两侧伸展，打开胸腔（图 3.10.5），或向前伸展拉长腋窝、胸腔和躯干（图 3.10.6）。移动胸椎向内去向胸骨，向前回正位并进一步打开胸腔。

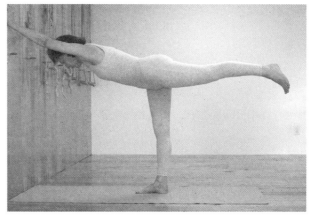

图3.10.1

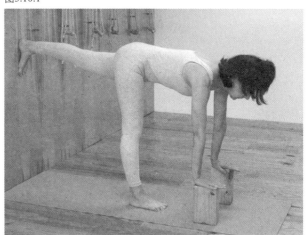

图3.10.2

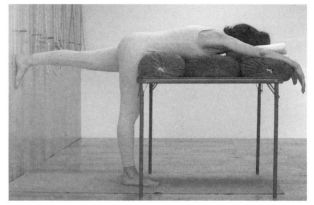

图3.10.3

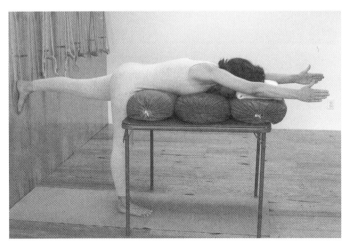

图3.10.4

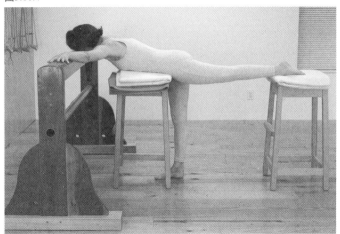

图3.10.5

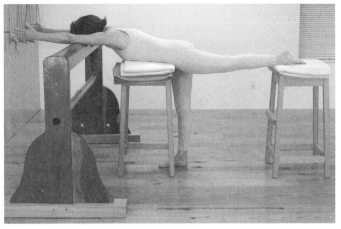

图3.10.6

11. Bharadvājāsana（巴拉德瓦伽式）*

本章介绍此坐立脊柱扭转体式的一些变体。关于 Bharadvājāsana（巴拉德瓦伽式）变体更全面的说明，请参考《艾扬格瑜伽——肩颈问题辅助习练》。

面朝椅背坐立，双腿穿过椅背，臀部下面垫毛毯或抱枕，消除双腿的惰性。髋部不应低于膝盖。双脚保持在地面上。脚跟外边缘抵住椅子后腿内侧，大腿外侧紧贴椅背内边缘。这些接触位置紧贴椅子，稳定身体外侧框架结构，上提脊柱。手臂在体后向下伸展，掌心压向椅座。脊柱沿轴线向上立直，移动臀部外侧向下去向地面。胸骨上提，斜方肌向腰部下沉。上臂内侧向外转，带动脊柱旋转（图 3.11.1）。

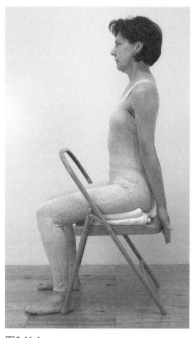
图3.11.1

先向右转，左前臂放在椅背上，右手放在犁式盒（图 3.11.2）或桌子上。左坐骨向后，右坐骨向前，稳定脊柱从根部向上旋转。吸气，上提脊柱前侧、后侧和两边，在脊椎之间创造空间。呼气，深入体式，增大扭转幅度。上臂内侧继续外旋，使用手臂帮助身体扭转：背部肌肉不要僵硬。脊柱向右转，胸腔的扭转不要超过脊柱的扭转。从右向左运动中背部的皮肤，肌肉跟随皮肤，不要用头部引领扭转。下巴和胸骨在一条直线上，或头反向扭转，每一侧重复几次。如果胸骨已最大程度地上提，同时斜方肌向下，那么在最后一次重复时，顺着扭转的方向扭头。左耳向前，右耳向后。

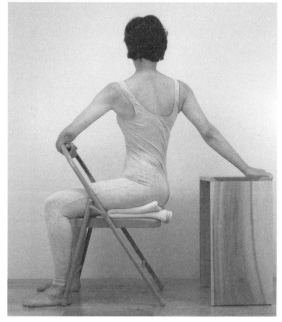
图3.11.2

双臂与躯干两侧呈 45° 伸展。图 3.11.3 展示了这一变体，使用犁式盒和抱枕，一只手放在高凳上，另一只手放在木马上。若要再加深一步，手臂可伸展到与肩同高。如图 3.11.4 所示，使用木马和墙壁支撑双手，也可以用桌子或台面代替。这几个简单的变体有利于躯干的横向延展。

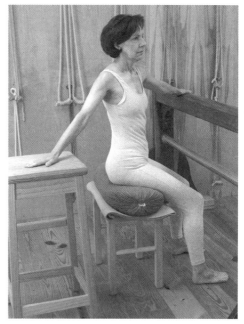

图3.11.3

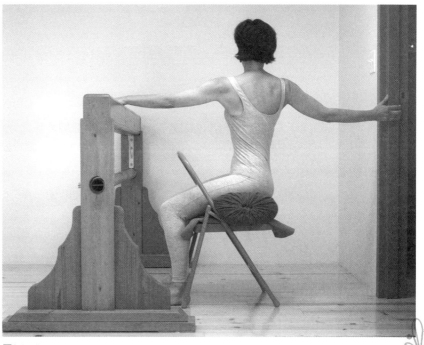

图3.11.4

面朝椅背坐在椅子上，做更大幅度的扭转。肩膀保持展宽，脊柱拉长，后方手从体后握住椅座，前臂落在椅背上（图3.11.5）。若要进一步扭转脊柱，同时保持脊柱从根部上提，手沿着椅座向后抓住椅座边缘（图3.11.6），最后抓住椅背（图3.11.7）。或在椅子上侧坐，双手握住椅背，帮助身体扭转（图3.11.8）。

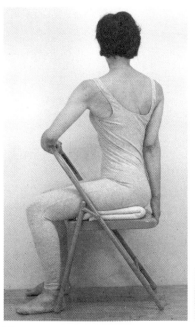

图3.11.5

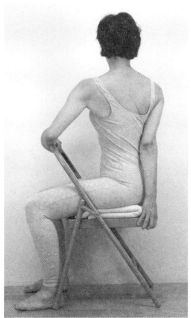

图3.11.6

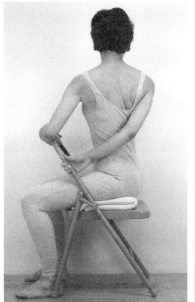

图3.11.7

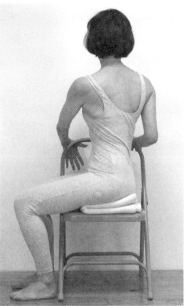

图3.11.8

12. Utthita Marīchyāsana Ⅲ（伸展圣马里奇三式）

背对墙，左腿离墙约60厘米，右腿屈膝，右脚踩椅座，站立腿应垂直于地面。左手放到右膝旁，右手推墙。上臂内侧外旋，躯干和肩膀向右扭转。胸骨上提，斜方肌向下。手沿着墙伸向更远处，进一步打开肩膀和胸骨（图 3.12.1）。

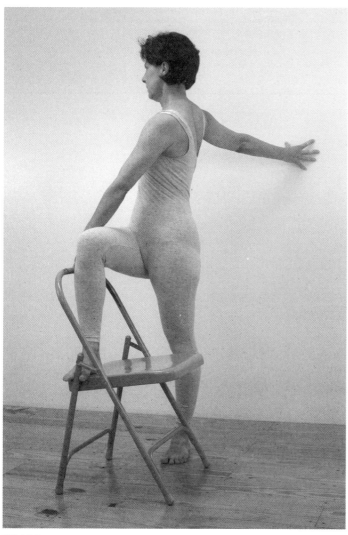

图3.12.1

13. Viparīta Karaṇī Śīrṣāsana（倒箭头倒立式）

艾扬格瑜伽习练者都熟悉 Viparīta Karaṇī Sarvāṅgāsana（倒箭所有肢体式）。但是，无论是课堂还是书本，提到这个体式名称时，Sarvāṅgāsana（肩倒立）这一部分常常被省略。这有点遗憾，因为如果用的是全称，就很容易联想到会有 Viparīta Karaṇī Śīrṣāsana（倒箭头倒立式）。正是因为许多习练者对这个体式并不熟悉，所以这里对这个体式进行深度解释。

使用凳子或椅背靠墙放在一组墙绳之间。凳子的高度对于个子较高的习练者可能不合适。尝试调整确定是否在墙壁和凳子之间加砖以增加高度，使下背部可以放置在墙面上。将一张瑜伽垫和一个抱枕，或一两张三折的毛毯放在凳子上。抱枕或毛毯尽可能靠近凳子或椅座前边缘，远离墙壁，在抱枕和墙壁之间留出空间。握住上墙绳把手，脚放在凳子上面的墙壁上，臀部贴墙，下背部躺在抱枕或毛毯上。胸腰向后弯，来到抱枕前端边缘，臀部离开抱枕后端，稍去向地面。双手依次握住下墙绳，缓慢将头顶放在地面上，如果头顶无法触地，则在头顶下垫几张毛毯。持续拉下墙绳，将胸腔后侧提向天花板；胸腔上侧和锁骨展宽。双腿分开与髋同宽，伸直膝盖。大腿前侧内旋，大腿后侧向外展开。

柔软腹部和面部肌肉。放松后脑、耳朵和太阳穴去向地面，释放身心的紧张。若有地面环钩的话，在凳子两侧的墙环上系一条伸展带，绕过大腿上端，使双腿紧贴墙壁。或请辅助者用手压住习练者的人腿上端，帮助人腿贴紧墙壁（图 3.13.1）。这个牵引的动作帮助脊柱向墙壁的方向拉长，进一步放松身体，安静头脑，使心变得轻盈、平静、积极向上。继续通过墙绳上提斜方肌远离颈部，拉长头颈后侧去向地面。保持伸展的状态，额头下垫支撑物，让额头稍稍向后移动，靠近墙壁，头顶前侧落在支撑物上。颈部弯曲但无挤压，这里使用的支撑物是一小块泡沫板（图 3.13.2），也可以使用折叠的眼纱。继续拉动墙绳，打开胸腔，放松头部和颈部。如图 3.13.3 所示，使用椅子支撑，大腿与小腿呈 90°，膝盖弯曲，双脚靠墙。身体不太柔韧的习练者适合习练这个变体。如果可以轻松保持体式，则将双手放在腹部。如果颈部后侧缩短了或是受到了挤压，斜方肌无法向肩膀方向运动，则习练一段时间扭转后再做这个体式，以提高肌肉的柔韧性，帮助脊柱向内弯曲。出体式时，握住墙绳，屈双膝，双脚蹬墙，臀部离开墙壁，向下滑到地面上。

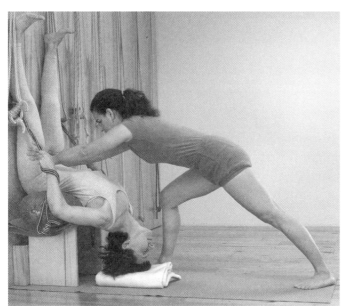

图3.13.1

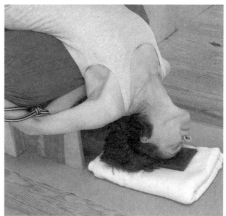

图3.13.2

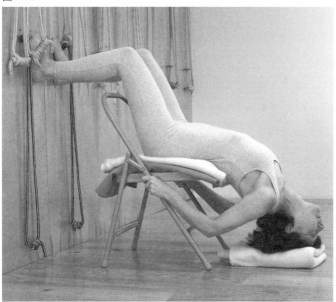

图3.13.3

如果臀部靠墙时膝盖无法伸直，则可习练 Viparīta Karaṇī Śīrṣāsana（倒箭头倒立式）的另一个变体。将倒手杖凳较低的一端抵住墙壁。凳面上方放一个木马与墙平行。一张折叠的瑜伽垫放在凳面上，另一张放在木马横梁上。横梁上系两条伸展带，分别系在瑜伽垫两侧。将一张折叠的瑜伽垫放在倒手杖凳前方的地面上，上面放一张毛毯。需要的话，再拿几张毛毯垫在头下。坐在倒手杖凳上，面向木马。抓住伸展带，背部躺在倒手杖凳上，头顶落在毛毯上。屈双膝，腿搭在横梁上。调整木马的位置，靠近或远离墙壁一些，让膝盖在木马上弯曲时和髋部在一条直线上。臀部可能需要垫毛毯，才能使大腿与小腿呈 90°。有必要的话，折几张瑜伽垫放在膝盖下面，让双腿放松。小腿上放一个沙袋，牵引双腿，放松脊柱去向头部。继续握住伸展带，提升胸腔后侧，打开胸腔前侧（图 3.13.4）。放松腹部、头部和颈部。

使 Viparīta Karaṇī Śīrṣāsana（倒箭头倒立式）能够深度放松的支撑物是倒手杖凳、犁式盒、抱枕和毛毯。折一张瑜伽垫和一张毛毯放在倒手杖凳上，再纵向折一张毛毯，横放在上背部下面，进一步上提胸腔和肺部。头颈后侧要舒适。头颈下面需要垫抱枕和毛毯卷。拿一条长伸展带绕过犁式盒和大腿上端，保持躯干贴近犁式盒，让脊柱上提。

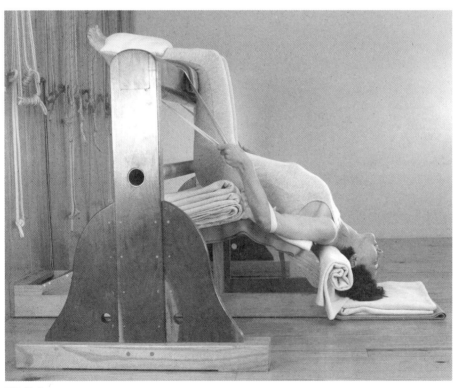

图3.13.4

　　屈双膝，小腿放在犁式盒上，双脚踩墙。双手可以放在腹部（图3.13.5）；也可以使用支撑物让双臂向两侧展开，与肩平齐。垫高肺部区域特别适合上半身接受过放疗的习练者。头颈部可以使用 Jālandhara Bandha（收颌收束法）支撑，然后再进入 Viparīta Karaṇī Sarvāṅgāsana（倒箭所有肢体式）（图3.13.6）。

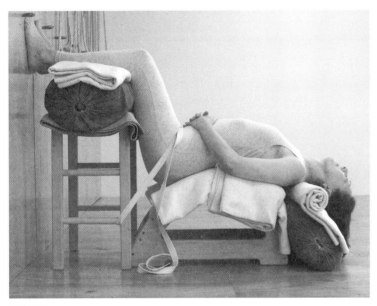

图3.13.5

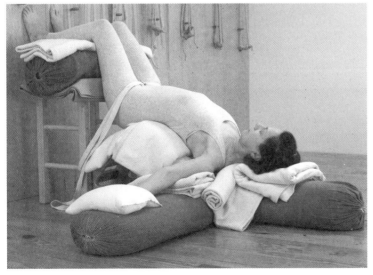

图3.13.6

14. Setubandha Sarvāṅgāsana（桥形所有肢体式）*

参考第一章体式 8 习练 Setubandha Sarvāṅgāsana（桥形所有肢体式），这是一个极具安宁和镇定效果的变体。

15. Viparīta Karaṇī in Setubandha Sarvāṅgāsana（倒箭桥形所有肢体式）*

参考第一章体式 9 习练 Viparīta Karaṇī in Setubandha Sarvāṅgāsana（倒箭桥形所有肢体式），这是极具安宁和镇定效果的变体。

习练两三个月后，当身体能量和核心平衡感觉稳定时，可以加入倒立体式：使用墙绳的 Śīrṣāsana（头倒立式），使用椅子的 Sālamba Sarvāṅgāsana（有支撑的所有肢体式）和使用犁式盒或椅子的 Halāsana（犁式）。这些体式的变体请参见第四章。

第四章
第三阶段体式序列

进入完整体式习练之前应再次阅读绪论中的指导。本章介绍了大量详细的信息，但并非穷尽了全部内容。稳定、有效地按照第三章习练两三个月的习练者，可以逐渐提高习练的活跃度和激烈度。第三阶段并不提供具体的习练序列。本章介绍的各类体式都是需要学习的。对于初学者而言，艾扬格瑜伽初级课程的学习对建立牢固的体式根基来说非常重要。对于有经验的习练者，由教师在课堂上查看、纠正，并指导习练也很重要。

总体来说，先从放松或镇静的体式开始，让身体休整、头脑安静。仰卧体式，如Supta Baddha Koṇāsana（仰卧束角式）、Supta Padaṅguṣṭhāsana（仰卧手抓大脚趾式）都是适合的开始体式。如果习练者精力充沛，接下来可以做一些较为活跃或激烈的体式，最后以Sālamba Sarvāṅgāsana（有支撑的所有肢体式）等放松或镇定的体式结束。在Viparīta Karaṇī（倒箭式）或Śavāsana（挺尸式）保持一会儿是不错的最终放松体式。习练者应正确判断体式难度是否较大，是否造成了疲劳或身体颤抖。如果在习练时感觉疲劳或身体颤抖比较明显，就回到放松体式，如Supta Vīrāsana（仰卧英雄式），使用抱枕支撑并用眼纱裹住头部。戴着眼纱，进入长凳或椅子上的Sālamba Pūrvottānāsana（有支撑的东方强烈式）、Dwi Pāda Viparīta Daṇḍāsana（双脚倒手杖式），最后以Viparīta Karaṇī Sarvāṅgāsana（倒箭所有肢体式）结束（参见第一章）。接下来几个月，在习练开始和结束时延长冷却体式的时间，中间习练一些生热体式。习练后或第二天早上如果没有疲劳的感觉，则增加生热体式的数量和保持时间。

本章的体式可以分为仰卧、前屈、坐立扭转、站立、倒立和后弯等。但这些体式并不构成一整个序列。在一周内设计不同的序列习练所有的体式，每一天重点习练一个类别，有助于培养习练的智性。比如，周一主要习练仰卧体式，周二前屈体式，周三坐立扭转体式，周四站立体式，周五后弯体式，周六倒立体式，周日从第一章中选择一些体式，或从第三章中选择带有星号的体式，习练一套完整的放松或修复序列。也可以习练Sālamba Śīrṣāsana（有支撑的头倒立式）、Dwi Pāda Viparīta Daṇḍāsana（双脚倒手杖式）、Sālamba Sarvāṅgāsana（有支撑的所有肢体式）、Halāsana（犁式）、Setubandha Sarvāṅgāsana（桥形所有肢体式）、Viparīta Karaṇī（倒箭式），每个体式保持10分钟，使用辅具与否均可。在设计好的序列中，这些体式可以放在任何一天习练。这对肝脏健康十分重要，还滋养循环系统。每个体式保持的时间较长的话可使整个身体进行多次改善循环。

习练者重点习练某一体式类别并不代表可以忽略其他体式类别。某些体式出现在多个类别中。Adho Mukha Śvānāsana（下犬式）可被视作站立体式、前屈体式、后弯体式和倒立体式。此外，体式可以有生热和冷却的效果，这取决于具体的习练方式。通常而言，站立体式是生热的，可以每日习练来建立身体的智性觉知。习练者可以选择几个站立体式每日习练。如果重点是前屈体式，就在习练中加入Pārśvottānāsana

（加强侧伸展式）和Prasārita Pādōttānāsana（分脚强烈式）。如果重点是坐立扭转体式，就可以加入Parivṛtta Trikoṇāsana（扭转的三角伸展式）和Parivṛtta Pārśvakoṇāsana（扭转的加强侧伸展式）。如果重点是站立体式，就重复习练Trikoṇāsana（三角式）和Pārśvakoṇāsana（侧角式）等体式，每侧保持20～30秒。或习练多种站立体式，每一侧保持时间逐渐增加到1分钟。每一次习练都加入倒立体式可以保持身体所有系统的平衡。然而，女性在经期时应避免习练倒立体式，具体请参考《女性瑜伽习练——源自吉塔·S.艾扬格的指导》。

序列编排中还有一些注意事项。总体来说，生热体式不应放在冷却体式后面，除非是在序列开始时用冷却体式帮助身心做好习练准备。Sālamba Śīrṣāsana（有支撑的头倒立式）和Adho Mukha Vṛkṣāsana（面朝下的树式）等倒立体式，应放在Sālamba Sarvāṅgāsana（有支撑的所有肢体式）前面。后弯体式属于生热体式，永远不要放在Sālamba Sarvāṅgāsana（有支撑的所有肢体式）和包含锁下颚动作的Jālandhara Bandha（收颌收束法）等体式后面习练，因为这些都是冷却体式。

序列编排有很多地方可研究。比如，前屈体式可以放在习练的开始、中间或结束。Jānu Śīrṣāsana（膝盖头式）、Triaṅga Mukha Eka Pāda Paścimottānāsana（三肢面朝单腿西方强烈式）、Ardha Baddha Padma Paścimottānāsana（半莲花西方强烈式）和Paścimottānāsana（西方强烈式）放在序列的开始，可以展示出开

始时身体和智性的僵硬。然而，前屈体式可使头脑安静，使得身体更加警敏。

身体僵硬的习练者可以凹背习练，脚上绑伸展带并用手握住，臀部下面垫毛毯或抱枕。站立体式完成后，可以重复以上前屈体式，可能的话不使用辅具。若无法做到，则继续凹背习练，尝试更大幅度地前屈。随后就会发现在站立体式之后再做前屈体式会产生怎样不同的效果——这些体式可以使头脑安静，让身体的智性得以扩展。完成Sālamba Sarvāṅgāsana（有支撑的所有肢体式）及其循环后，再次重复前屈体式，但是这一次，额头落在抱枕、砖或椅子上。观察身体如何前屈，大脑怎样成为观察的对象，将身心联结。

无论如何构建、调整习练序列，都要学会分辨习练结果。挑战自己深入体式的同时，要确保不会耗损能量，而是可以补足身体的能量和头脑的警醒力。

受到癌症或手术影响的部位要柔软、舒展，保持血液循环，才能有益健康。在本章中，许多范例体式都展示了完全打开的腋窝和腿窝。

下文中有一些描述非常详细，如倒立体式。有些描述则较为简略，详情可参考前几章。请参考B.K.S.艾扬格《瑜伽之光》、吉塔·S.艾扬格《艾扬格瑜伽入门教程》（2000）；Mira、Silva、Shyam Mehta合著的《瑜伽：以艾扬格方式习练》（*Yoga: the Iyengar Way*, 1990）。更多体式和变体请参考《艾扬格瑜伽——下背部问题辅助习练》《艾扬格瑜伽——肩颈问题辅助习练》《艾扬格瑜伽——膝盖问题辅助习练》。

1. Supine Asanas（仰卧体式）

仰卧体式对于缓解消化不良，释放紧张，恢复能量效果很好，特别是胸腔得到支撑并打开，腹部放松时效果更佳。

下面是几个仰卧体式的例子。交叉抱枕、Matsyāsana（鱼式）、Supta Baddha Koṇāsana（仰卧束角式）、Supta Svastikāsana（仰卧万字符式）在前几章和本章后面的叙述中都有描述。根据是否使用辅具支撑，仰卧体式可以分为主动的、被动的或二者兼具的。在本章给出的许多体式中，手臂主动伸展过头，有助于打开腋窝，拉长躯干和腹部器官。这种方式为聚集于这些部位的淋巴结带来新的循环。

a. Supta Baddha Koṇāsana（仰卧束角式）

参考第二章 Upāśrāyi Baddha Koṇāsana（后仰束角式）的辅具摆放方式。除了使用倒手杖凳外，在倒手杖凳较低一端的横档上系一条绳子。双手握住绳子伸展手臂。胸背下垫斜木板，进一步打开胸腔（图 4.1.1）。这样的纵向伸展，对于保持腋窝和腹腔器官淋巴结健康十分有益。

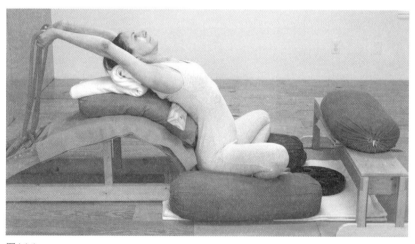

图4.1.1

骨盆下部和双脚下方绕一条伸展带，使双脚靠近会阴，大腿内侧向下，大腿外侧用毛毯支撑。一个抱枕纵向放置支撑躯干，另一个抱枕横向放置，距离纵向的抱枕约一臂远。双臂伸展过头，手背分开与肩同宽，落在抱枕上。手掌上可以放杠铃片。拉伸双臂的皮肤和骨骼。肌肉用力会影响拉伸，带来身体的紧张（图4.1.2）。

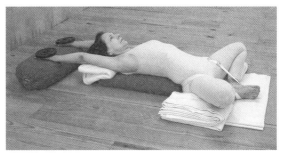

图4.1.2

要实现胸腔的水平扩张，纵向放置抱枕支撑躯干。胸腔下面垫一块斜木板，斜木板可与胸或任何患有癌症的身体部位平齐。手臂向两侧伸展，与肩膀同高且平齐。头颈后侧用毛毯支撑。与之前的双臂横向打开的体式不同，这里只支撑双手。可以在手掌放重物，让掌心完全打开。从肩膀向双手方向拉伸手臂的皮肤和骨骼（图4.1.3）。抱枕沿身体水平放置，放在腹部和胸腔下方，颈部后侧使用支撑物，手臂向两侧水平打开。肩膀可不使用支撑物（图4.1.4）。臀部稍稍向上，落在水平放置的抱枕上（图4.1.5），这样可进一步放松腹股沟，打开骨盆，加强下腹部的循环。后面的变体对于下半身器官创伤的修复尤为有益。

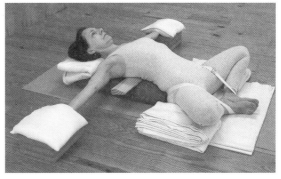

图4.1.3

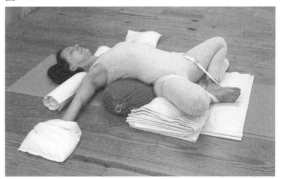

图4.1.4

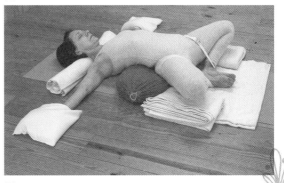

图4.1.5

　　将两块砖立放：一块宽位放支撑背部的胸椎区域；一块长位放，上面铺一张毛毯，支撑后脑。双腿各用一条伸展带在髋部和脚部的位置系紧，这样比使用一条伸展带效果更好，能进一步打开腹股沟（这里聚集着淋巴结）。背部下方宽位放置的砖对于胸部健康十分有益。手臂主动伸展过头（图4.1.6），握住手肘（图4.1.7），保持躯干拉长。

　　要做出经典的 Supta Baddha Koṇāsana（仰卧束角式），双手握住脚踝可能需要一些技巧。有时候要抬高臀部离开地面，几乎形成 Catuṣpādāsana（四腿拱桥式）（图4.1.8）才能握住脚踝，将上臂内侧外旋。然后，双膝向外朝两侧打开（图4.1.9）。臀部落地（图4.1.10）。保持体式2～3分钟，在脚踝处松开手指，在地面上伸展（图4.1.11）。如果双脚稍向外滑，则离开了会阴也没有关系。在这个变体中，腹股沟区域完全打开，骨盆下部的循环增强。如果双手抓不到脚踝，则使用伸展带套住脚踝（图4.1.12、图4.1.13）。

　　可以使用辅具完成 Supta Svastikāsana（仰卧万字符式）和 Matsyāsana（鱼式）中腿的姿势，也可以不使用辅具，将背部落在地面上。

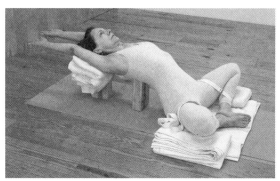

图4.1.6

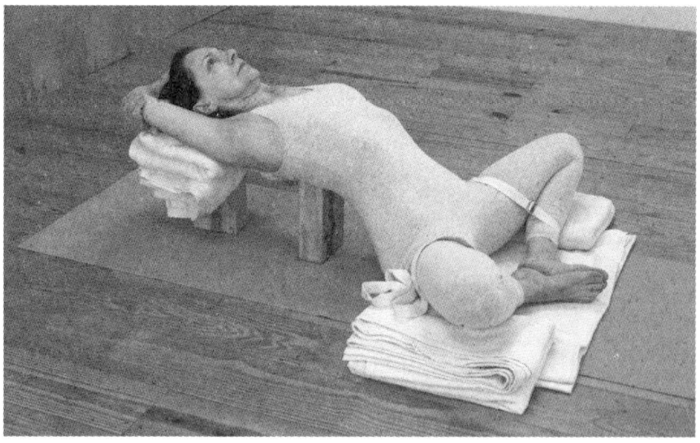

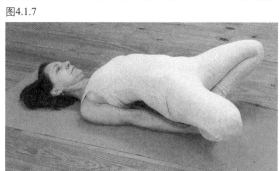

图4.1.7

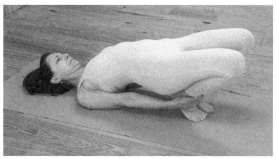

图4.1.8

图4.1.9

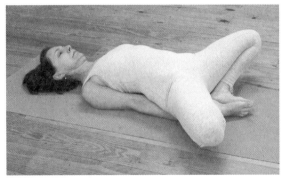

图4.1.10

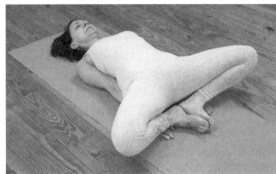

图4.1.11

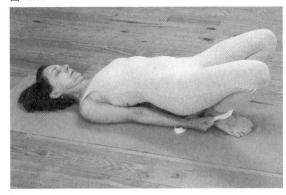

图4.1.12

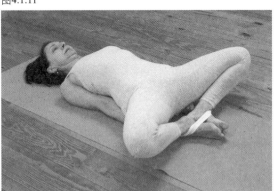

图4.1.13

b.Supta Vīrāsana（仰卧英雄式）

　　与图 4.1.1 展示的 Supta Baddha Koṇāsana（仰卧束角式）第一个动作相似，双腿可以做 Vīrāsana（英雄式）。如图 4.1.14 所示，用 11 千克的杠铃片放在大腿上，帮助腹部放松。Vīrāsana（英雄式）可以改善双腿循环，对心脏也颇有益处。双腿每一个变体都可以从不同的方向放松并打开腹股沟，同时以不同的方式打开下腹部区域。

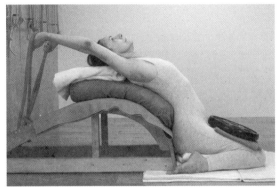

图4.1.14

　　对于股四头肌、膝盖、脚踝特别紧的习练者，Supta Vīrāsana（仰卧英雄式）也可以使用狮式盒和抱枕。小腿下面放两个抱枕，使双脚可以放松垂落。另一个抱枕放在膝窝后面，使之打开。两到三个抱枕竖向放在狮式盒上，错开放置支撑躯干，使用毛毯支撑头颈后侧。胸椎下放一块斜木板。开始可以伸展手臂，进一步延展身体（图4.1.15）。接下来，手肘互抱，减少双臂用力的同时保持体式的延展（图4.1.16）。最后，双手交叉放在腹部，彻底休息（图4.1.17）。

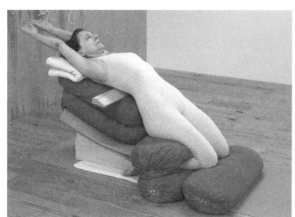

图4.1.15

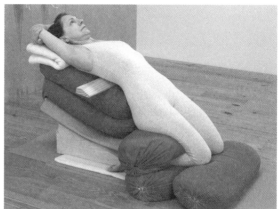

图4.1.16

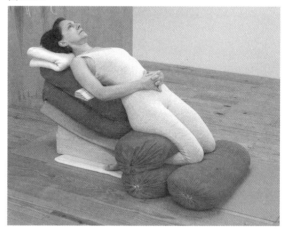

图4.1.17

使用一到两个抱枕纵向放置支撑背部，一块斜木板垫在胸腔下面，与胸部（或其他特定位置）呈一条直线。手臂向两侧伸展，放在泡沫板或折叠的毛毯上，手上放重物。使用毛毯支撑头颈后侧（图 4.1.18）。

一块砖平放，另一块砖以最高高度立放在上面，沿胸椎横向放置。再拿一块砖，上面垫毛毯支撑头部。手臂可以伸展过头（图 4.1.19），然后手肘互抱（图 4.1.20）。使用狮式盒的效果比砖更好。狮式盒高的一端垫在胸椎下面，上臂绑伸展带，头落在伸展带上（图 4.1.21）。这些体式都是 Paryaṅkāsana（榻式）的变体。

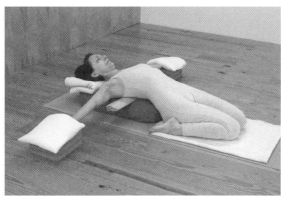

图4.1.18

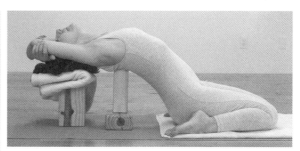

图4.1.20

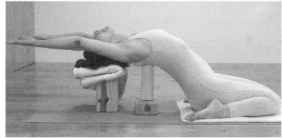

图4.1.19

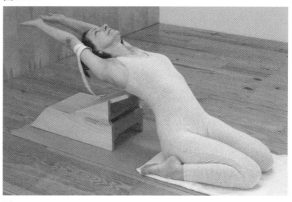

图4.1.21

c.Supta Padaṅguṣṭhāsana（仰卧手抓大脚趾式）

说这个体式有几百种变体毫不夸张，其中几种在第三章已介绍过。对此体式更深的研究请参考之前提到的其他书籍。

d.Śavāsana（挺尸式）

将一块半圆砖（图4.1.22）垫在胸腔下面，与胸部呈一条直线（图4.1.23）；或稍向下一点，与胰腺或胆囊区域呈一条直线；或再向下一些，与肾或肾上腺区域呈一条直线（图4.1.24）。可以在半圆砖上放毛毯，使支撑更柔软。半圆砖与横膈膜呈一条直线对于哮喘患者十分有益。可以从这个体式开始习练，也可以以此体式结束习练。

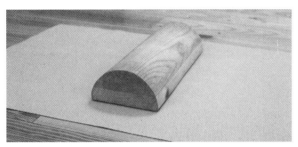

图4.1.22

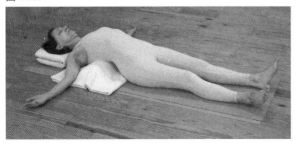

图4.1.23

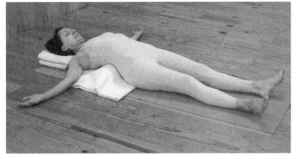

图4.1.24

头部有症状的习练者，将头颈部用伸展带吊在木马横杠（图4.1.25）或椅子上（图4.1.26）十分有益。

躯干下部接受过癌症治疗且无下背部疼痛的习练者，可以使用调息枕或使用两张毛毯纵向折叠成调息枕的大小。支撑物水平垫在躯干下面（图4.1.27）。放松腹股沟，延展并柔软下腹部，让这一区域循环起来。

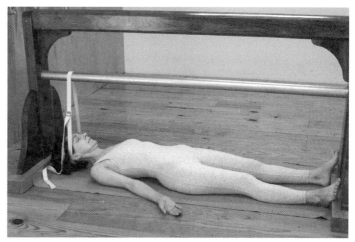

图4.1.25

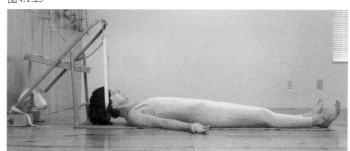

图4.1.26

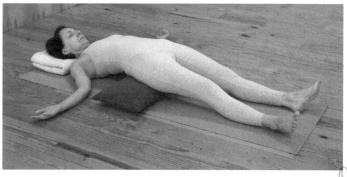

图4.1.27

2. Forward Bending Asanas（前屈体式）

前屈体式有助于保持腹部器官的健康，可强健肝脏、肾上腺、肾、胰腺和脾。在前屈体式中，如果背部始终能保持凹陷，那么双腿关节就可以得到放松。血液流入骨盆区域，对生殖器官十分有益。这类体式能缓解骨盆内器官的堵塞，比如，男性的前列腺和睾丸，女性的子宫和卵巢。前屈体式还可以加强肠道的蠕动，辅助消化，从而保持肠道健康。肠道系统失衡的时候不要做前屈体式，而应做仰卧体式。

在前屈体式中，头颈特别是双眼不应有紧张感。前屈体式可以放松双臂的关节，改善垂体、松果体、甲状腺和甲状旁腺的血液流动。当头脑安静下来时，中枢神经系统便得到镇静，有助于缓解紧张与压力，减轻身心疲劳。

B.K.S. 艾扬格认为，以下四个体式有助于 Paścimottānāsana（西方强烈式）的习练：Jānu Śīrṣāsana（膝盖头式）、Triaṅga Mukha Eka Pāda Paścimottānāsana（三肢面朝单腿西方强烈式）、Ardha Baddha Padma Paścimottānāsana（半莲花西方强烈式）和 Marīchyāsana Ⅰ（圣马里奇一式）。掌握了 Paścimottānāsana（西方强烈式）以后，便不再需要每天习练这四个体式了，每周练几天即可。

前屈体式应从髋底部或大腿上端开始，而非从腰部开始。坐在高一些的位置，使用抱枕或毛毯使前屈角度超过 90°。如前屈困难，则使用椅子支撑臀部。双脚分开与髋同宽，脚蹬墙。手握上墙绳，将脊柱向上、向内拉，让背部凹陷（图 4.2.1）。这个力也可以打开腋窝。还可以使用比椅子略矮一些的倒手杖凳。屈双膝，臀部内侧向后运动，使骶骨、腰椎、胸椎向内向、上提（图 4.2.2）。双脚蹬墙缓缓伸直膝盖，臀部带着倒手杖凳一起向后挪（图 4.2.3）。

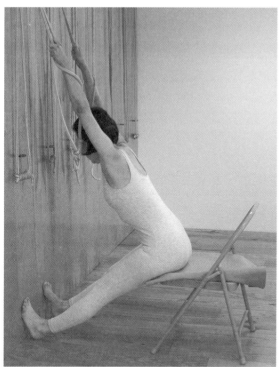

图4.2.1

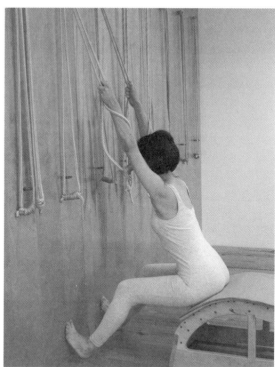

图4.2.2

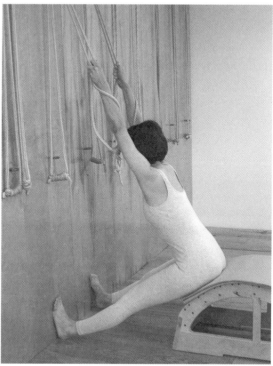

图4.2.3

另一个方法是将大腿上端或骨盆底部用伸展带绑在椅面上，身体前屈，再用伸展带套住双脚，双手握住伸展带，双脚分开与髋同宽（图4.2.4）。

双手握住倒手杖凳的横档，臀部下面垫一或两个抱枕，进一步前屈（图4.2.5）。一只脚脚底蹬斜木板，将胸腔向两侧展开，调整肩膀的不平衡（图4.2.6）。所有前屈体式都可以习练这些变体。腿的每种姿势都会改变腹股沟打开的情况。更多变体，特别是具有放松效果的变体，请参考之前提到的书籍。

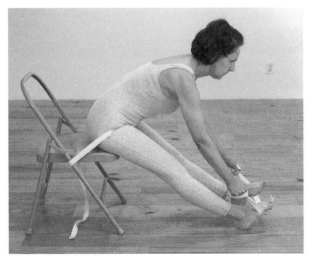

图4.2.4

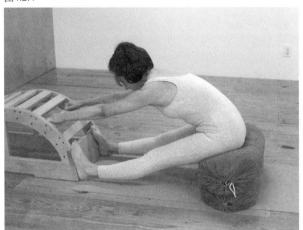

图4.2.5

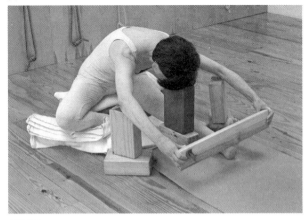

图4.2.6

3. Seated and Twisting Asanas（坐立扭转体式）

坐立体式有益于生殖器官和泌尿器官的健康，可以改善月经不调，缓解膝关节和髋关节疼痛，改善脚踝和双脚僵硬。坐立体式还可以使头脑安静，减轻焦虑、紧张和心理压力。扭转体式可以增强脊柱的横向运动能力，向椎间盘区域输送血液，缓解颈肩的紧张和僵硬，减少窦道和耳道里的流体，缓解颈部、肩部和背部疼痛，改善肝、胃、肠道和肾的功能。

《艾扬格瑜伽——肩颈问题辅助习练》中对肩套式有详细描述。可以在两肩胛骨之间的脊柱上放一块半砖，让肩胛骨进一步内收（图4.3.1）。若有一侧肩胛骨没有达到另一侧向内移动的程度，就把砖放在移动较差这侧的肩胛骨上（图4.3.2）。

可以在脊柱上纵向放一个滚子，用伸展带绑在胸部上、下边缘。如图4.3.3所示，坐立体式使用这个辅具时，可以双手向后、向下伸，上臂内侧向外旋展开胸腔。Tāḍāsana（山式）中也可以这样使用辅具。滚子沿着胸椎横放，用一条伸展带从前向后系在滚轮的两端，再用另一条伸展带将第一条结成环的两端系在一起，这样第一条伸展带就不会从滚子的两端滑下来（图4.3.4）。在滚子下方屈臂，让双肩进一步向后、向下，胸腔上提（图4.3.5）。Ardha Candrāsana（半月式）滚子的使用方式请参考站立体式。

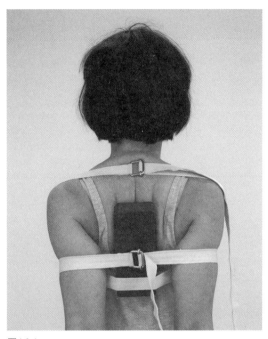

图4.3.1

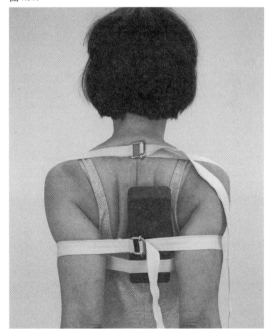

图4.3.2

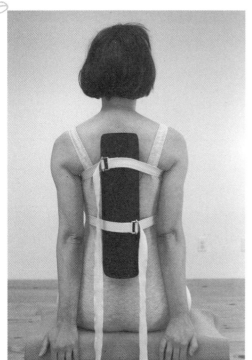

图4.3.3

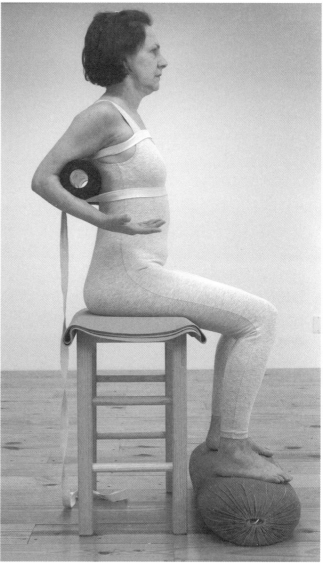

图4.3.5

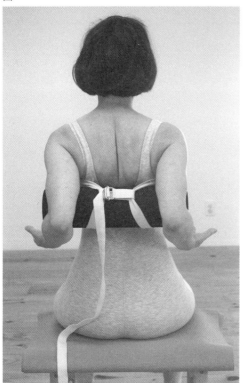

图4.3.4

坐立扭转体式对于缓解下背部疼痛颇有益处，而下背部疼痛是癌症治疗中常见的副作用。先向右转，再向左转，帮助肠道系统蠕动。在 Pārśva Daṇḍāsana（侧手杖式）（图 4.3.6）和 Pārśva Vīrāsana（侧英雄式）（图 4.3.7）的腿部变体中，当侧向扭转时，要保持髋部平行。在这两个体式里向右转时，右大腿外侧和左大腿内侧均要去向膝盖来保持髋部水平，并且让扭转从腹部器官底部开始。

从 Baddha Koṇāsana（束角式）开始，臀部坐于两个叠放的小圆饼上，下面的小圆饼要比上面的大一些。身后放一块砖，双手按砖使胸腔上提（图 4.3.8）。Pārśva Baddha Koṇāsana（侧束角式）向右转时，左手握右膝，膝盖容易上翘，但可以拉长腹股沟内侧去向膝盖来保持膝盖向下。可在脚趾前方放杠铃片防止双脚向前滑动，以便打开骨盆底部（图 4.3.9）。用椅面或矮犁式盒支撑手臂（图 4.3.10），这样有助于在扭转的同时保持膝盖向下，帮助肩膀进一步收入背部。

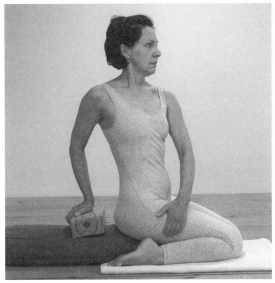

图4.3.7

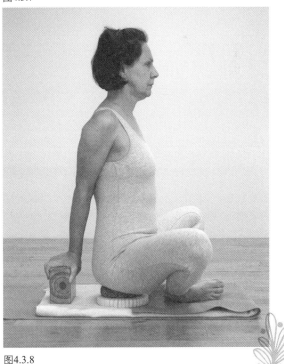

图4.3.8

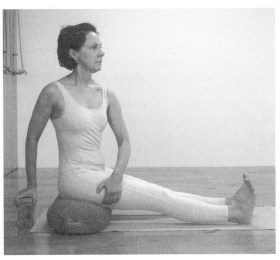

图4.3.6

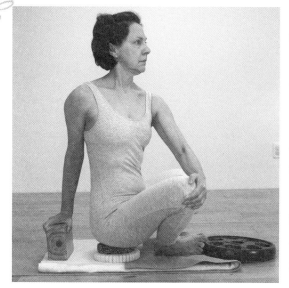

图4.3.9

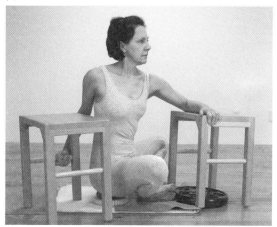

图4.3.10

在 Pārśva Upaviṣṭa Koṇāsana（侧坐角式）
（图 4.3.11）中，可以在臀部右侧下面垫毛毯。
这样向右转时，左髋可以沉向地面。保持两
髋承重均匀，为骨盆创造空间。

Bharadvājāsana（巴拉德瓦伽式）是一个
非对称的坐立扭转体式，在此体式中较难保
持骨盆对称。习练者可以靠墙坐，利用墙壁
帮助手臂向两侧伸展。如有墙绳，则握住墙
绳或绳钩帮助身体扭转。向右扭转时，使用
毛毯或抱枕支撑臀部右侧，保持髋部和膝盖
水平（图 4.3.12）。

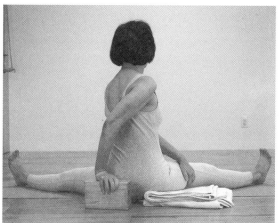

图4.3.11

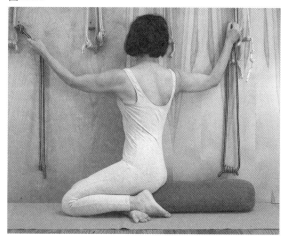

图4.3.12

4. Standing Asanas（站立体式）

站立体式可以纠正站姿、平衡不良仪态，培养并强化双腿和双臂肌肉，缓解双腿、髋部和肩膀僵硬，缓解背部和肩膀疼痛。双脚会更灵活，脚踝得到强化，胸腔被打开。此外，站立体式还可以活化腹部器官，加强肠壁蠕动，改善消化和排泄。同时，增加脊柱的血液输送，使身体轻盈，头脑敏捷。掌握站立体式会帮助习练者为其他各类体式打下基础。

请参考前面提到的书籍中的站立体式的变体。在癌症治疗后的恢复期习练瑜伽时，身体需要适应一段时间才可增大运动的幅度。所有体式都应使用木马或靠墙完成，以打开胸骨和胸腔或骨盆，增大手臂运动的幅度。

这里以 Ardha Candrāsana（半月式）为例，背部使用滚子。背靠墙，下方手扶砖，上方手握住墙绳。延展手臂远离肩膀。用下墙绳绳钩支撑上举腿的脚跟（图 4.4.1）。胸腔的完全打开，使这个体式对胸腔健康十分有益。

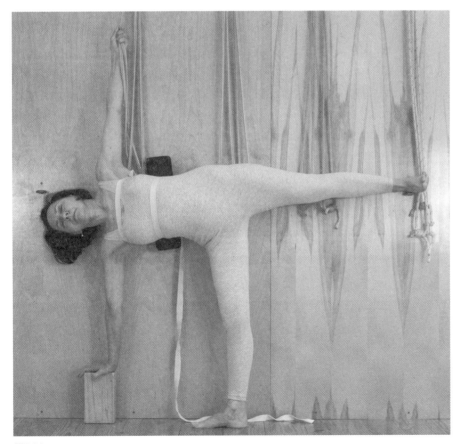

图4.4.1

5. Inverted Asanas（倒立体式）

倒立体式可以促进大脑细胞、脑垂体和松果体的供血；坚持正确习练有助于改善睡眠，提高记忆力和活力；缓解便秘；强健身体，平静头脑，振奋精神；保持内分泌和淋巴系统健康。

对于颈肩有问题的习练者，倒立体式难度较大。这一部分提供了一些深入的阐述。更多变体请参考前面提到的书籍。

a. Adho Mukha Vṛkṣāsana（面朝下的树式）

可能的话，请两至三名辅助者帮助习练者进入体式。如图 4.5.1 所示，习练者双手向外撑在斜木板上，同时由两名辅助者帮助习练者上提肩膀。习练者双臂准备好，且头颈不再紧张，能够自如上下时，可以只请一名辅助者（图 4.5.2、4.5.3）。如仍有恐惧感，可继续使用相应辅助。更多详情请参考《艾扬格瑜伽——肩颈问题辅助习练》。

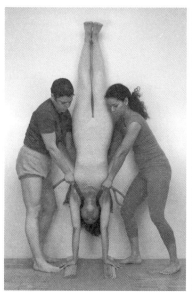
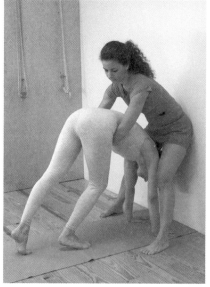
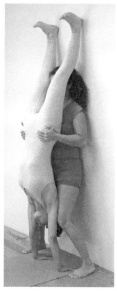

图4.5.1

图4.5.2

图4.5.3

b.上墙绳辅助的Śīrṣāsana（头倒立式）

　　习练这个体式需要使用上墙绳。下墙绳结成环并穿过上墙绳
（图4.5.4），把绳结穿过对侧固定，再把这个绳结穿过旁边绳钩的上墙绳
（图4.5.5），然后在绳结处再打一个结（图4.5.6）。将两张毛毯对折，
厚边缘相对放在绳结上。如腹股沟较紧，则再拿一张三折的毛毯，放在
大腿上端。如进入体式后头离地面还很远，则拿一个抱枕或折成长方形
的毛毯放在习练者能够到的位置。头部不要触碰地面，如触碰到，则用
一根较短的绳子系在上墙绳上，或将其中一根上墙绳打结缩短。习练者
站在墙绳和墙之间，握住上墙绳。不要坐在墙绳或毛毯上，而是身体向
后靠在上面，借力双脚沿墙向上蹬（图4.5.7），踩在绳钩上。双手沿着
墙绳稍向上走（图4.5.8），背部上提离开墙绳，让尾骨坐在墙绳上（图4.5.9）。
如有需要可拿一张三折的毛毯，横放在大腿上，减轻墙绳对大腿内侧的
压力。如没有辅助者，则可在向上时，一只手同时抓住三折的毛毯和墙绳，
然后把毛毯横铺在大腿上。进入体式的时候，双膝不要在墙绳结成的环
内部并拢；墙绳应位于躯干和大腿之间以固定双腿。双脚沿墙向上走，
双膝弯曲，向两侧打开（图4.5.10），脚底并拢。

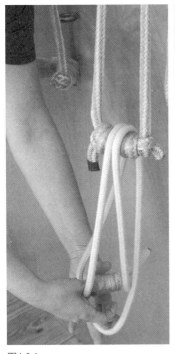

图4.5.4

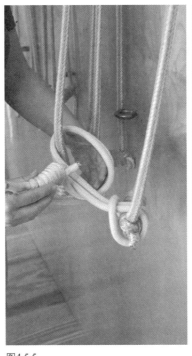

图4.5.5

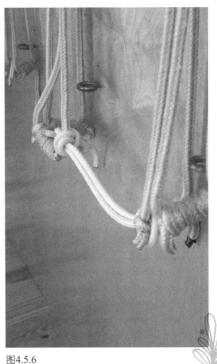

图4.5.6

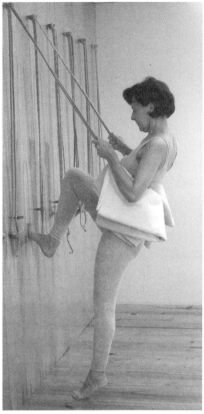

图4.5.7

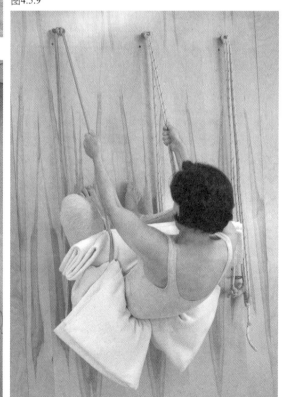

图4.5.9

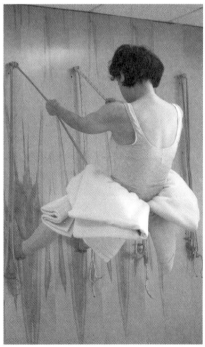

图4.5.8

图4.5.10

双腿呈 Baddha Koṇāsana（束角式）
（图 4.5.11）。双手离开墙绳，伸向地面，
让躯干自由悬垂。

直臂向两侧伸展，指尖向外
（图 4.5.12），手指向外伸展，远离腋
窝。肩胛带展宽，帮助胸腔上部水平扩
张，同时，躯干和脊柱也得到延展。
腋窝的打开增强了淋巴系统的循环。
前额可以落在支撑物上，提起胸骨向前
（图 4.5.13）。如双手无法触地，则使
用抱枕支撑双手向两侧打开。前额落在
铺有毛毯的大块砖上。

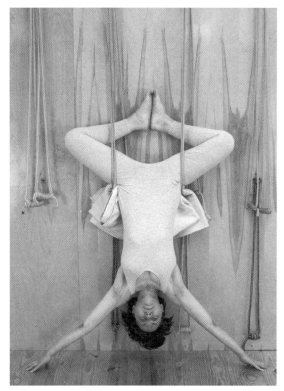

图 4.5.12

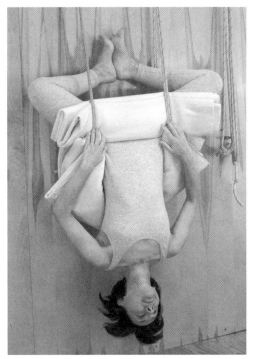

图 4.5.11

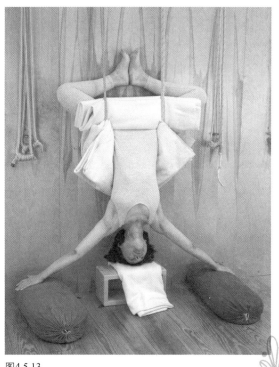

图 4.5.13

可以使用窄桥式凳代替抱枕，让手臂向两侧伸展，抵住窄桥式凳两端。窄桥式凳为双手提供了更稳定的支撑。辅助者可以在习练者胸腔后侧绕一条绳子。绳子保持与胸部同高，轻柔地向前拉动胸腔远离墙壁（图4.5.14），这样可以保持胸部健康，改善躯干上部器官的循环。

打开胸腔的另一个变体是握住旁边下墙绳的绳钩，帮助手臂展宽。在这个变体中，腿应伸直，大腿上端放一块斜木板，保持腿伸直向上（图4.5.15）。 这个腿部状态有助于缓解下背部疼痛。

出体式时，双手向上伸，抓住墙绳。双手沿墙绳向上，脚蹬墙，臀部抬离墙壁（图4.5.16）。伸直双膝，调整呼吸（图4.5.17）。双脚沿着墙壁向下走。手继续抓墙绳，前额靠在墙壁上休息（图4.5.18），使血压和心率平复下来，这个体式有助于降低血压和心率，对身体有益。

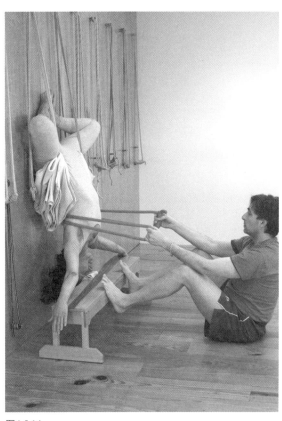

图4.5.14

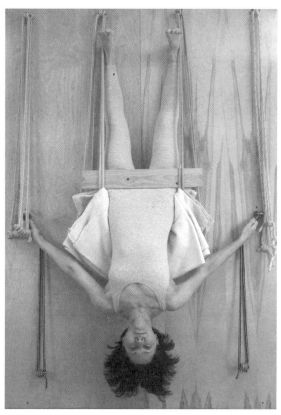

图4.5.15

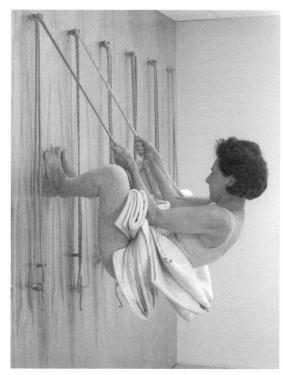

图4.5.16

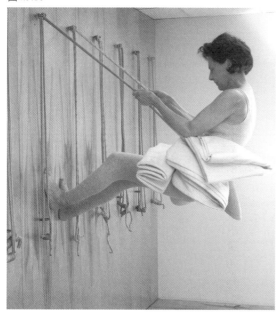

图4.5.17

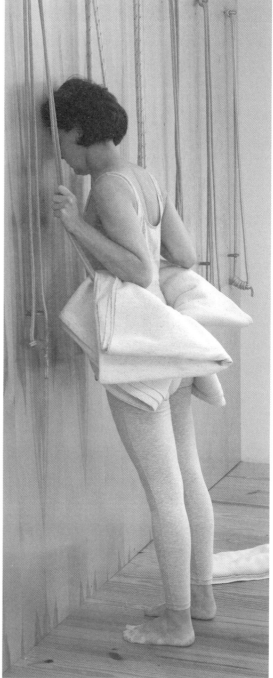

图4.5.18

c.靠墙Śīrṣāsana（头倒立式）

根据《瑜伽之光》，Sālamba Śīrṣāsana（有支撑的头倒立式）应先不靠墙习练，在下一个阶段再靠墙习练。但习练者要跟随艾扬格瑜伽认证教师来学习这个体式的不同阶段。

跪立在一张靠墙放置的瑜伽垫前。手肘放在垫子上，分开与肩同宽。十指交扣，拇指指尖交叠放在食指上，保持下压（图 4.5.19）。指关节可触墙。臀部较丰满的习练者可在墙壁和手指之间留些许空间。手腕内侧与外侧平行，再次检查手肘是否均衡，与身体中线是否等距。包括小拇指到手肘在内的整个前臂均匀压向地面。指尖朝向左右两侧，手指彼此平行。不要锁死手指，不要紧张。交叉的手指互相用力贴近。前臂内旋，上臂外旋。头顶落在地面上，后脑抵住手掌。膝盖上提，双脚向内走，延展腹股沟后内侧，后脑放松去向地面，柔软面部，调整呼吸，保持头脑安静，身体警醒。

双腿依次提起上墙。脚跟立刻沿墙向上蹬，减轻对头部和手臂的压力。前臂下压，上臂、胸腔两侧、臀部、双腿和脚跟向天花板上提。臀部向上提，离开墙壁，保持腹部内收向脊柱。双脚分开与髋同宽，大腿前侧内旋，大腿后侧展开，上提臀部。保持这些力，双腿再次并拢（图 4.5.20）。颈部有问题或感到害怕的习练者，保持 30 秒就足够了。如身体不平衡或习练带来疼痛，就不要长时间保持。不过，仅 30 秒的保持不会对颈部造成伤害。随着习练进步，习练者不再感到紧张时，可以逐渐延长到 5 分钟。准备出体式时，下压前臂，提起上臂和肩膀，臀部移动向墙壁。屈双膝，拉长腹股沟内后侧，双腿缓缓放下来。脚趾内勾，脚掌着地。以 Adho Mukha Vīrāsana（面朝下的英雄式）休息。

当肩膀无法上提时，可用铁块或木棍辅助（图 4.5.21、图 4.5.22）。

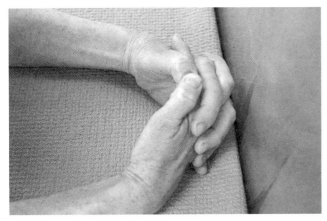

图4.5.19

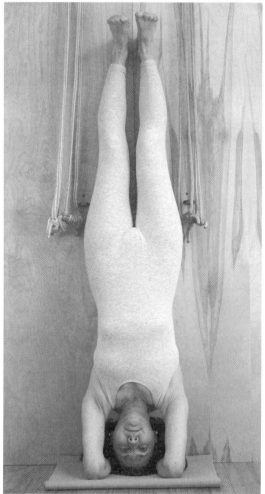

图4.5.20

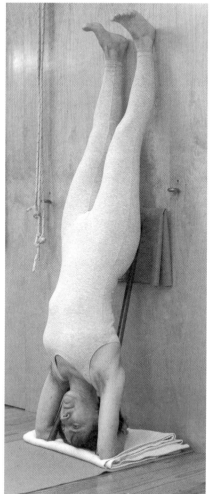

图4.5.22

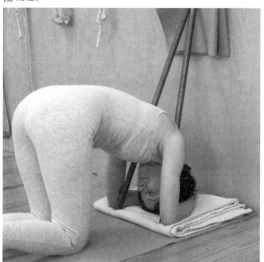

图4.5.21

也可以叠放几块砖辅助肩膀上提，让胸椎收入身体（图 4.5.23）。患有生殖器官癌症的习练者，做 Śīrṣāsana（头倒立式）时脚趾应向外（图 4.5.24）。这样尾骨可以收入身体，支撑骨盆。

从靠墙 Śīrṣāsana（头倒立式）开始，身体位于两个绳钩正中间，双手依次向上伸，握住下墙绳绳钩（图 4.5.25，手臂不够长的话也可以握墙绳）。手臂内侧外旋，打开胸腔向前，远离墙壁。头脑会感受到安静和平衡。

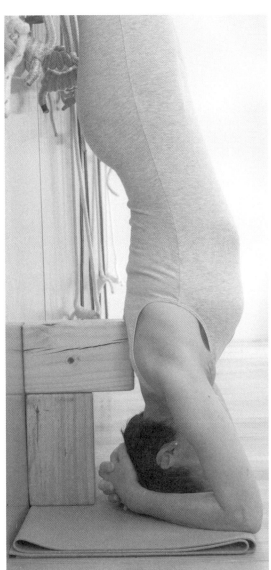

图4.5.23

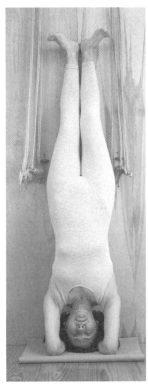

图4.5.24

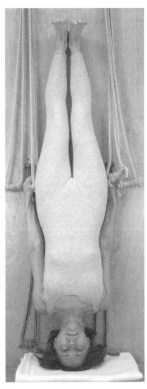

图4.5.25

d. 使用椅子的Sālamba Sarvāṅgāsana（有支撑的所有肢体式）

　　椅子距离墙壁30厘米，椅座朝外。折一张瑜伽垫放在椅座上，抱枕水平放置在椅子前方的地面上。根据抱枕厚度和习练者身高的不同，可能还需要额外的毛毯：个子较矮的习练者，可将毛毯置于抱枕上；个子较高或上半身较长的习练者，可将毛毯置于椅面上。如果毛毯在抱枕上，要将折叠的一边（圆边）远离椅子呈阶梯状放置，上层的毛毯朝椅子的方向缩进约1.5厘米，这样肩膀就不会滑下来。再将一张折叠的毛毯放在抱枕前的地面上，后脑枕在上面。反向坐在椅子上，膝盖搭在椅背上。握住椅背，眼睛看向胸腔，向后仰，肩膀放在抱枕或毛毯上。后脑落在毛毯上。手臂从椅子前腿内侧穿过，握住椅子后腿外侧。屈双膝，双脚分开与髋同宽，蹬椅背。肩外侧下压，胸腔两侧上提，臀部抬离椅座（图4.5.26）。大腿前侧和膝盖外侧内旋，大腿后侧外展。上提臀部，移动大腿上端内侧向后，放松腹股沟内侧。

　　移动髋两侧向前、向内去向身体前侧，髋前侧去向肚脐方向。延展耻骨，进一步上提胸腔两侧。保持这些力，臀部缓缓落到椅座上的同时尾骨上提收入身体（图4.5.27）。双腿依次伸直，小腿向脚跟拉长，脚跟靠墙（图4.5.28）。这些力可以保持臀部向双脚方向上提，而不是沉向椅子方向。

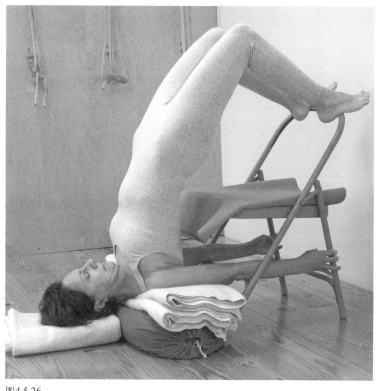

图4.5.26

为了平衡、安宁大脑，可以将一个毛毯卷放在后脑下面略高于颅底上方的位置（图4.5.29）；也可以将一条眼纱卷放在颅骨和毛毯卷之间。耳朵底部、下巴、太阳穴向地面方向放松。这样可延展颈椎，活跃头部区域循环，使大脑安宁、平静。这个变体对于颈椎骨关节炎以及耳鼻问题的习练者也颇有益处。

将一个抱枕纵向放在椅子下，抱枕圆端支撑上背部。手臂穿过椅子握住横档下方的椅腿（图4.5.30）。这个变体有助于肩胛骨内侧上提收入身体。

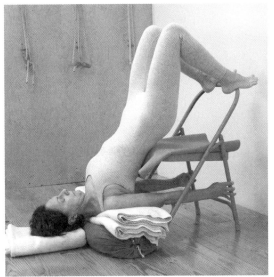

图4.5.27

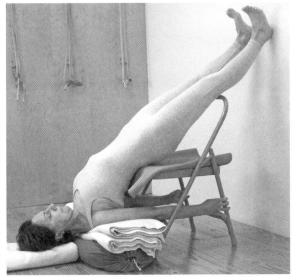

图4.5.28

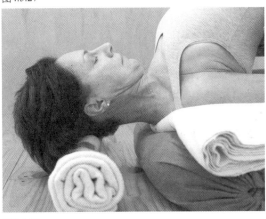

图4.5.29

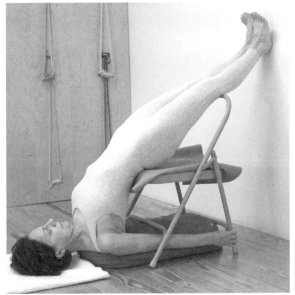

图4.5.30

e. 使用犁式盒完成 Halāsana（犁式）

在这个体式中，肩膀的受力较小，可以延展颈椎，改善大脑循环。有脑部病症的习练者，可先使用辅具习练 Halāsana（犁式），然后再进入 Sālamba Sarvāṅgāsana（有支撑的所有肢体式），这样有助于大脑的深度平静。

在倒手杖凳前的地面上放一个抱枕。如抱枕比较平，则在上面垫两张毛毯，折叠的边缘远离倒手杖凳，上层的一张毛毯向靠近倒手杖凳的方向错开摆放。将一张毛毯折成小块，放在抱枕前的地面上。在抱枕前放一个犁式盒。习练者坐在倒手杖凳上，面向较低的一端。向后仰；肩膀放到抱枕上，头部后侧贴地。抓住倒手杖凳，抬高双腿到犁式盒上。倒手杖凳的高度使得双腿更容易放到犁式盒上。如果习练者自己很难完成，可以请辅助者站在犁式盒前，握住习练者一只脚踝（图 4.5.31）。辅助者一只脚蹬在犁式盒前侧，放在习练者双腿之间，将习练者双腿稍向上提并向犁式盒的方向拉；同时，把犁式盒向习练者髋部方向推（图 4.5.32）。然后把习练者大腿完全放在犁式盒上面并帮助大腿内旋。这个体式可放松双腿和躯干。辅助者坐在习练者后面的倒手杖凳上将习练者的三角肌压向倒手杖凳（图 4.5.33）。这样调整有助于防止习练者的肩膀从抱枕上滑落，同时使胸腔两侧上提，臀部朝双腿的方向放松。

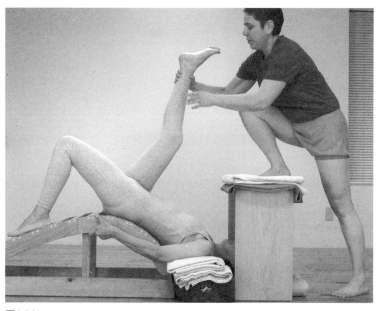

图4.5.31

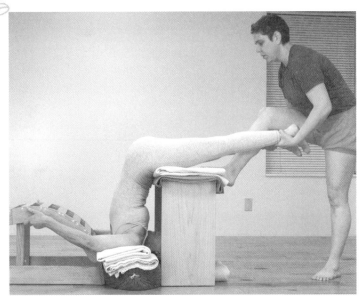

图4.5.32

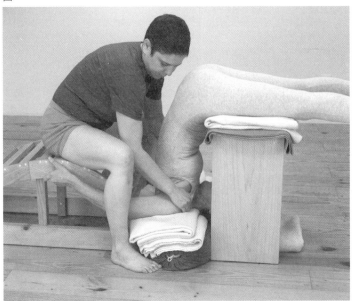

图4.5.33

f.Setubandha Sarvāṅgāsana（桥形所有肢体式）

Setubandha Sarvāṅgāsana（桥形所有肢体式）的辅具准备请参考第三章。

6. Back Bending Asanas（后弯体式）

后弯体式可以强健脊柱，保持身体机敏、柔软，并使背部强健且充满活力。后弯体式还可以加强手臂和手腕力量，对头部有镇静的效果。另外，后弯体式会给习练者带来活力、能量和轻盈感。打开骨盆区域，使生殖器官保持健康。横膈膜被展开，心脏得到轻柔按压，使其强健。腹部肌肉和胸腔得到充分延展。

更多使用辅具的后弯体式变体请参考《艾扬格瑜伽——肩颈问题辅助习练》。

a. Sālamba Pūrvottānāsana（有支撑的东方强烈式）

此体式描述详见第一章。如图 4.6.1 所示，这里只为双手提供了支撑，而手臂主动伸展。上背部下垫斜木板，和胸部平齐，这里并没有使用毛巾卷。这一变体有着良好的镇静效果，可放在习练的开始或生热体式的后面。

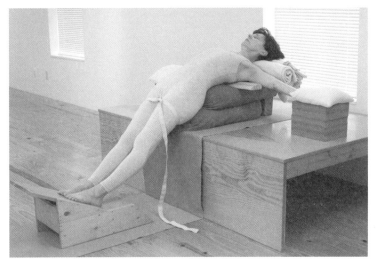

图4.6.1

如图 4.6.2 所示，将 Sālamba Pūrvottānāsana（有支撑的东方强烈式）辅具摆放在绳墙前，双手可以握墙绳，进一步伸展手臂，这样对于患有腋网综合征的习练者十分有益。胸腔后侧垫毛毯卷，和胸部平齐，有助于胸部健康。毛毯卷也可以垫在背部任意位置，使其和患癌部位平齐。比如，垫在骶骨下部有助于保持前列腺健康。

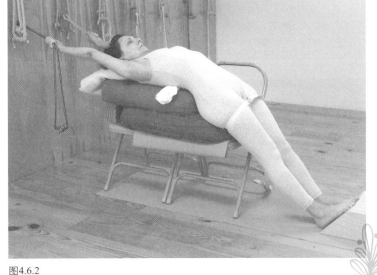

图4.6.2

b.Utthita Sālamba Pūrvottānāsana（伸展的有支撑的东方强烈式）

　　如图 4.6.3 所示，使用木马横梁支撑背部。双脚分开与髋同宽，脚踩狮式盒。高凳上放两个抱枕支撑头部。手臂向两侧放松。另外使用两个高凳，上面放泡沫板让手臂横向伸展，与肩部平齐（图 4.6.4）。手臂可以完全伸展过头，使用高凳和泡沫板支撑，掌心放小杠铃片（图 4.6.5）。手掌也可以握住手肘，使用高凳及两个抱枕支撑（图 4.6.6）。

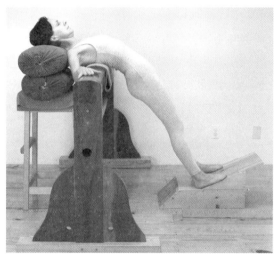

图4.6.3

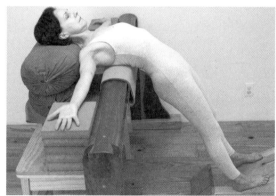

图4.6.4

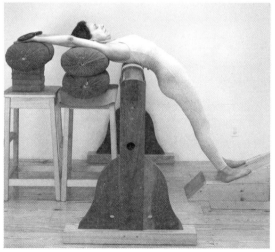

图4.6.5

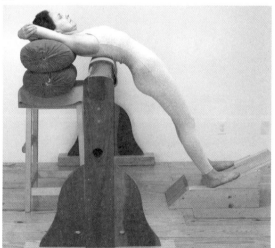

图4.6.6

下墙绳系在一起支撑臀部中段。脚趾沿墙向上，双脚在地面上。高凳上面放两个抱枕，上面的抱枕沿脊柱竖直放置支撑躯干，头后铺一张毛毯支撑。双手握住上墙绳，手肘弯曲，上臂稍稍低于胸腔两侧（图 4.6.7）。手肘外侧向下朝向地面，帮助肩膀上提收进背部。

另一个变体是将两根上墙绳和一根下墙绳系在一起。如图 4.6.8 所示，抱枕竖直放在墙绳上支撑背部。脚趾沿墙向上，脚底在地面上。双手握墙绳，上臂低于胸腔，帮助背部向天花板方向上提。如图 4.6.9 所示，双脚位于髋部正下方，背部进一步后弯。如图 4.6.10 所示，背部直接抵住墙绳。这个体式对胸部健康十分有益，同时也可以打开腹部，改善腹部器官和淋巴结的循环。

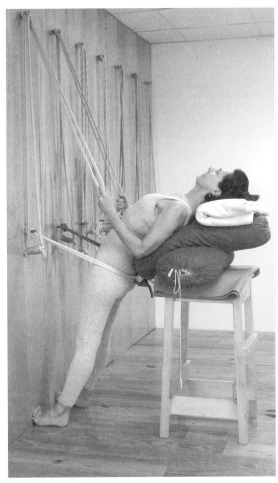

图4.6.7

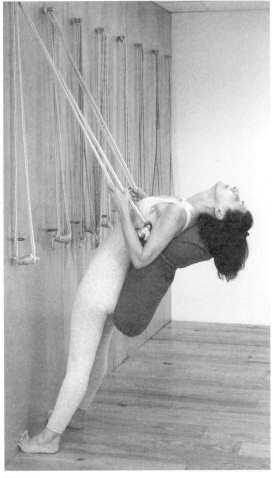

图4.6.8

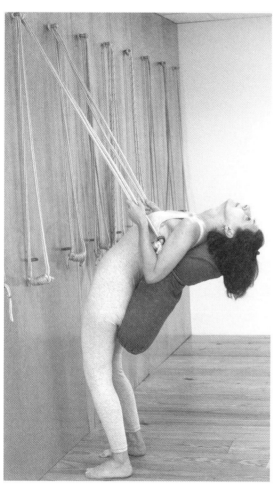

图4.6.9

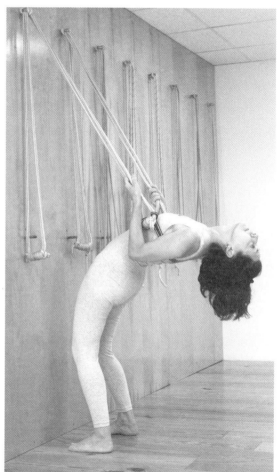

图4.6.10

c.Rope Ⅰ（墙绳辅助一式）

习练者双手握住上墙绳，向前走，脚跟上提。辅助者用斜木板抵住习练者的胸椎（图 4.6.11），然后轻柔地将斜木板向前、向上拉。

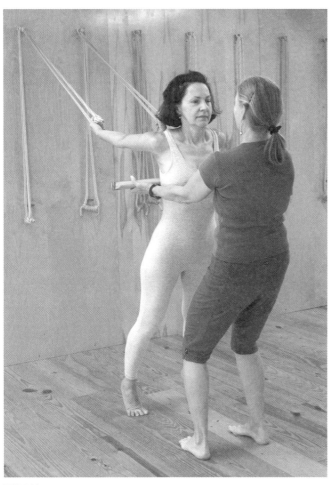

图4.6.11

d.Ūrdhva Mukha Śvānāsana（上犬式）

使用一个铺有瑜伽垫的平台，在上面水平放置一个放有斜木板的抱枕，双手倒转放在斜木板上，让上臂自内向外完全打开（图 4.6.12）。一名辅助者使用木棍抵住习练者的胸椎，另一名辅助者将习练者的胸腔上部或三角肌向后推（图 4.6.13）。这个体式也可以用椅子完成，椅座背对墙壁放置（图 4.6.14）。或用倒手杖凳支撑躯干（图 4.6.15）。在后一个变体中，大腿不用支撑，头部向上。

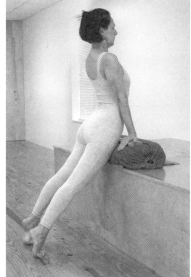

图4.6.12

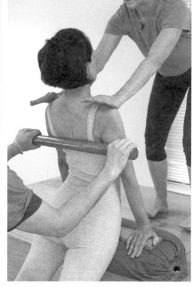

图4.6.13

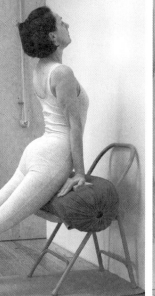

图4.6.14

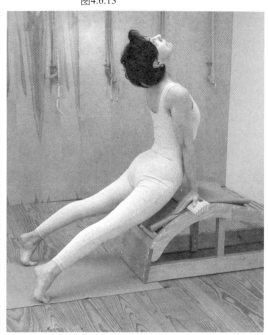

图4.6.15

e.Uṣṭrāsana（骆驼式）

将一张瑜伽垫对折，沿绳墙边缘放置在两个绳钩之间。再折一张毛毯铺在瑜伽垫上。小腿跪立在毛毯上，双脚和膝盖外侧与髋外侧呈一条直线。双手握住绳钩，手肘指向地面，胸腔上提。双脚小脚趾一侧下压向地面。脚跟内侧向外，脚踝外侧向内。小腿前侧，特别是脚踝处下压向地面（图4.6.16）。小腿后侧展开，小腿胫骨外侧移动向地面。膝盖外侧的皮肤转向膝盖内侧，大腿前侧内旋，大腿后侧展开。髋外侧有力地向前、向内去向肚脐。上提耻骨、肚脐、胸腔侧面和胸骨底部。打开胸骨上端向前。通过双手的力量握住绳钩，帮助头部、颈部和胸腔后弯，斜方肌朝腰部运动。胸腔后侧上提。

将一张瑜伽垫和毛毯按照上述方式放置，毛毯上放一个犁式盒，距离绳墙约46厘米。将折叠的瑜伽垫放在犁式盒上，两个抱枕交叉放在瑜伽垫上。如有需要，可以增加抱枕的数量以支撑胸椎和头部。双手握绳钩，跪立，小腿胫骨在绳墙和犁式盒之间。小腿分开放到犁式盒两侧内边缘。双手推墙，背部后弯落到支撑物上（图4.6.17）。也可以使用椅子，椅座面向绳墙，抱枕和调息枕在椅子上纵向放置支撑背部。毛毯沿长度方向折叠，沿背部水平放置。再拿一张毛毯，从较短的折叠边开始卷，卷成一个较厚的毛毯卷支撑头部和颈部。双手握住绳钩，手肘弯曲指向地面，使胸腔后侧上提（图4.6.18）。使用同样的辅具，伸展双臂过头，手背放在抱枕上，手掌上放小杠铃片（图4.6.19）。腋窝应伸展上提。

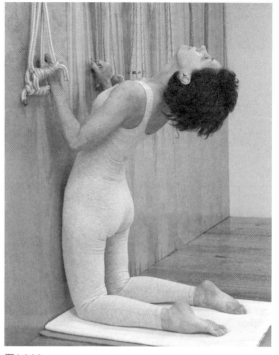

图4.6.16

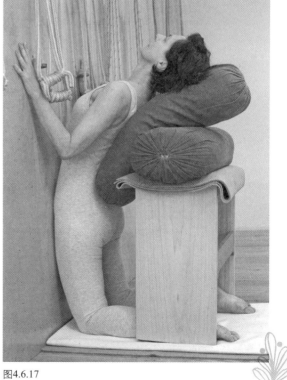

图4.6.17

撤掉调息枕，手臂在椅背下方伸展，手背放在犁式盒或抱枕和调息枕上。掌心放小杠铃片，保持掌心打开（图 4.6.20）。腋窝保持上提。

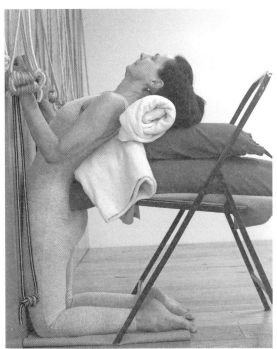

图4.6.18

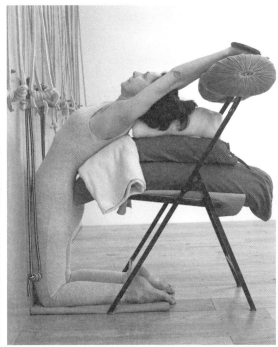

图4.6.19

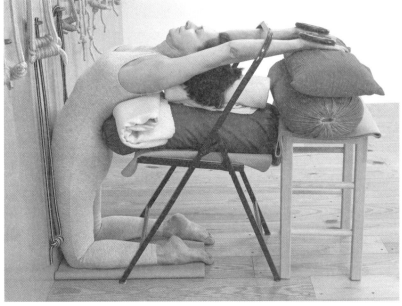

图4.6.20

f.Ūrdhva Dhanurāsana（上弓式）

　　倒手杖凳矮的一端靠墙放置，前面铺一张瑜伽垫，上面放一个木凳或一半大小的犁式盒。将一张瑜伽垫折叠铺在犁式盒上，上面再横放一个抱枕。在倒手杖凳或木箱较远的一侧蹲下，背对墙壁，向后躺在抱枕上。双手伸展过头，握住倒手杖凳。双脚、双膝和髋部外侧在一条直线上。如身体僵硬，则双脚可以分开得宽一些，但是膝盖内外应保持平行（图4.6.21）。

　　躺在瑜伽垫上，双脚和双膝分开与髋同宽，或宽于髋部。双手握住辅助者的脚踝前侧。辅助者也可以用绳子拉动习练者的上背部，帮助习练者的身体上提（图4.6.22）。

　　使用倒手杖凳，双脚放在低端，双手放在高端，将身体向上推起进入Ūrdhva Dhanurāsana（上弓式）（图4.6.23）。双手高，双脚低的姿势有助于胸椎上提。在所有后弯体式的变体中，头部、颈部和腹部都应保持柔软。

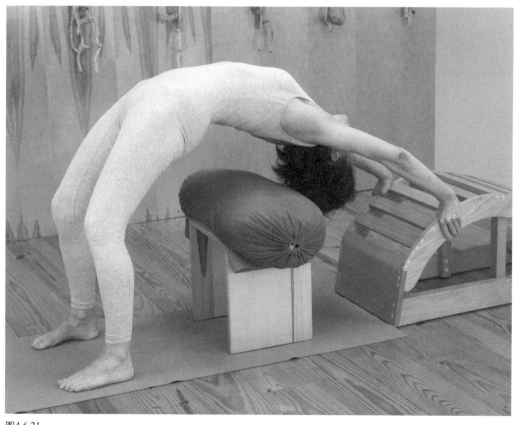

图4.6.21

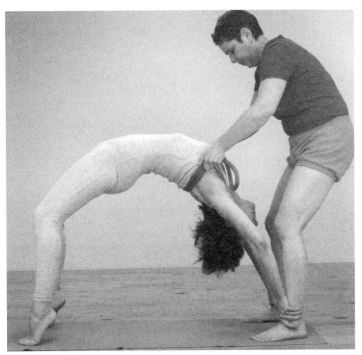

图4.6.22

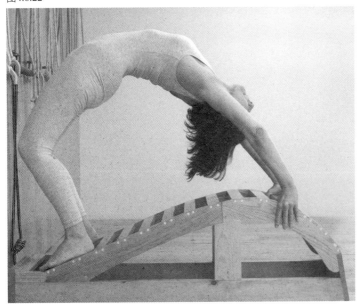

图4.6.23

g.Dwi Pāda Viparīta Daṇḍāsana（双脚倒手杖式）

一张瑜伽垫对折铺在倒手杖凳上，防止背部下滑。用一张折成小块的毛毯支撑头部和颈部后侧。一个抱枕放在头顶上方支撑手背，掌心放小杠铃片使双手张开（图4.6.24）。

地面上可放毛毯，使双手的支撑更加柔软、舒适。双手握住铅棒，手背落在毛毯上。手腕下压向地面，伸展上臂（图4.6.25）。

辅助者将一块半砖横放在习练者胸椎后方固定住（图4.6.26），同时习练者握住铅棒向后仰，进入Viparīta Daṇḍāsana（倒手杖式）（图4.6.27）。如使用木砖，则可进一步打开胸椎（图4.6.28、图4.6.29）。这些变体有益于胸部健康。

将两个抱枕交叉放在高凳上支撑背部；平台支撑脚跟；手臂伸展过头，握住犁式盒（图4.6.30）。随着习练时长和习练水平的进展，手臂可以进一步伸展，双手沿着犁式盒向下移。

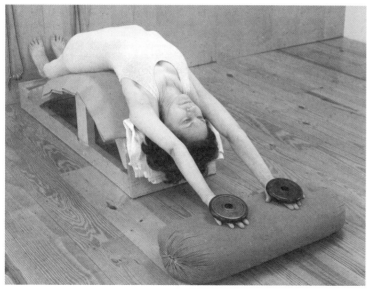

图4.6.24

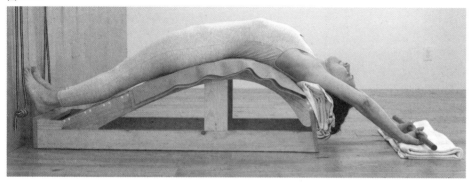

图4.6.25

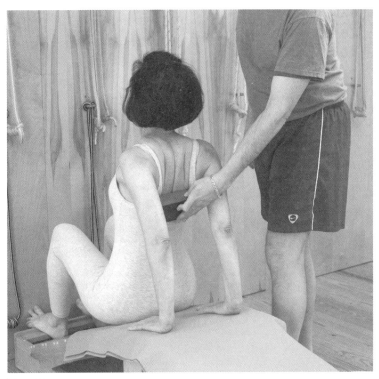

图4.6.26

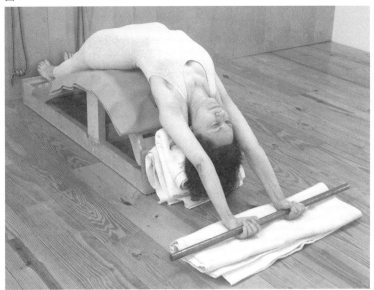

图4.6.27

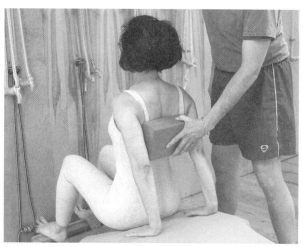

图4.6.28

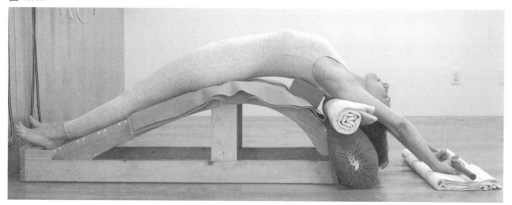

图4.6.29

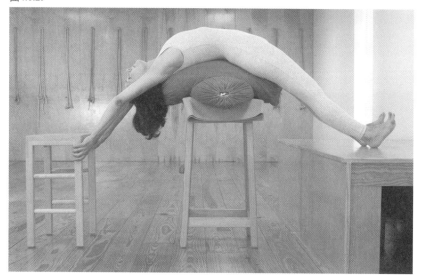

图4.6.30

h.Kapotāsana（鸽子式）

两个椅子面对面放置，椅子下面铺一张瑜伽垫。将两张折叠的瑜伽垫分别放在两个椅座上。另外六张瑜伽垫分别对折两次，叠放在两个椅座中间（图4.6.31）。习练者坐在瑜伽垫上，脚背放在椅子下面，双膝弯曲。然后向后仰卧在叠放的瑜伽垫上，手臂伸展过头（图4.6.32）。习练者的小腿放在地面上，一名辅助者将习练者的大腿上端后侧向前拉，另一名辅助者帮助习练者的手臂伸展过头，并将铅棒放在习练者的掌心上（图4.6.33）。当习练者的小腿胫骨可以落地时，也可以独立完成这个体式（图4.6.34）。在所有变体中，腋窝都要上提。

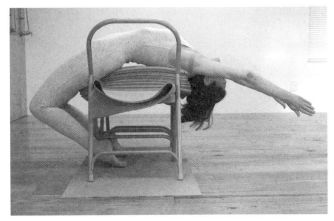

图4.6.32

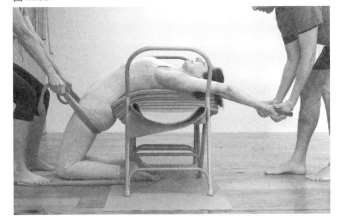

图4.6.33

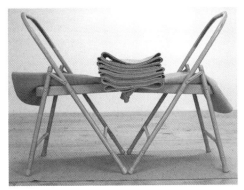

图4.6.31

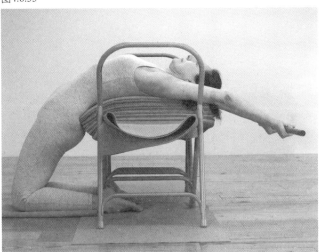

图4.6.34

第五章
贝特西的情况及习练序列

贝特西的自述

　　癌症让我猝不及防。尽管66年来，我坚持健康饮食，每日锻炼，不吸烟，定期检查身体，癌症还是悄悄地找上了我。回顾过去，我能看到一些蛛丝马迹：家族癌症史，数十年来工作紧张带来的巨大压力，持续七个月的腹痛查不出病因，也治疗无效。我坚持认为哪里出了问题，可我的胃肠病医生怀疑我在"没事大惊小怪"。说出这话的第二天，他就向我道歉了。最后一次检查中查出我的胰腺里长了肿瘤。我对胰腺癌一无所知，也没有时间去细查到底我活下来的概率有多大，工作和家事实在是太多了，压得我喘不过气。确诊后第 5 天，我经历了长达 14 小时的惠普尔手术。

　　惠普尔手术需要切除远端胃（胃窦）、胆囊、胆囊管（胆囊切除术）、胆总管（胆总管部分切除术）、胰腺头、十二指肠、空肠前段、区域淋巴结，并从大腿取出一条静脉血管，用于重新输送围绕着腹腔动脉阻塞部位的血液。手术过后，我在医院住了两个月，身体又出现了一系列诸如肺炎、心律不齐、抗甲氧西林金黄色葡萄球菌（MRSA）感染的并发症。我体重减轻了 32 千克，身体太虚弱没法化疗。疼痛剧烈，消化也差，整个恢复都很缓慢。起初我还有糖尿病，总觉得冷。药物使我精力涣散，过去支撑着我走过各种困境的能量也消散了。尽管坚持散步、按摩，结缔组织却开始使我的身体无法正位。习惯了坚强的人很难接受自己的脆弱，常常被人所需的人突然依赖他人。我的恢复需要家人和朋友，一点幽默感，也需要调整人生重心。我读了一些书，它们给了我启发，我决心重拾瑜伽。在20世纪70年代初期我就习练过瑜伽，但后来因为教学、写作、育儿，不得不放弃。

接受惠普尔手术一年后，我开始跟随洛伊丝以及她的助手习练瑜伽。他们帮我上提胸腔，打开腹部区域。很遗憾，我们没有拍习练前、后的对比照片。起初，我几乎完全无法拉伸，也遇到了一些令人灰心的挫折，特别是在我第二次手术清理体内缝针周围的感染之后，这些缝线如同铁丝一般网住身体。但是随着身体缓缓上提打开，我的头脑和精神也随之振奋。下文中，我的三首诗描绘了从患病到恢复的过程。

贝特西的习练照是在她坚持每周上一节瑜伽课，每天在家习练两年后拍摄的。正如她所说，如果看到她刚刚开始习练时的照片，就可以清晰地了解她有了怎样巨大的转变，取得了多么惊人的进步。她习练的是第一章体式序列的变体。经历惠普尔手术后，从肚脐到骨盆底，她整个腹部都没有知觉。医生说这一区域的神经组织要花上两年的时间才能再生。她身高 1.8 米，十分消瘦，身体前侧比较紧，现在打开伸展仍然费劲。不过，麻木的问题已经好转了。

手术

从"死神"手中逃脱后的几天，我静静地躺着，深埋在切开又缝合的身体里。伤口生疼，计划搁浅，我无限回忆过去的好时光。护士怀着怜悯走来，手中拿着的却是锋利的针头。

有人的声音，不知是在读书还是在讲话，声音刚传出来就打着卷消失不见。我要如何去找寻？身上插着管子，挂着吊瓶，液体一滴滴流过血管，我要如何走向大厅？疼痛掩盖了时间的流逝，却挡不住细胞的繁殖，也不知是恶性还是良性，随之脉搏起……落……起……落……

意外之喜

肿瘤医生说死亡很神秘的那一刻，每一分钟都是唱歌。

致敬掌管生死之神，感谢你赐予我一天。

风从南边吹来，午餐美味可口，哪一样都使我深感满足。

禅的奖赏

若是此刻，你已赢了。

你所赢的，正是此刻。

1. Śavāsana（挺尸式）

贝特西使用毛毯支撑躯干。从双手交扣在腹部，慢慢来到仰卧体式，双臂侧向伸展。双腿外侧用抱枕支撑，保持双腿平行、笔直（图5.1.1）。头下垫软的支撑物，眼纱折叠蒙在眼睛上，帮助她放松。

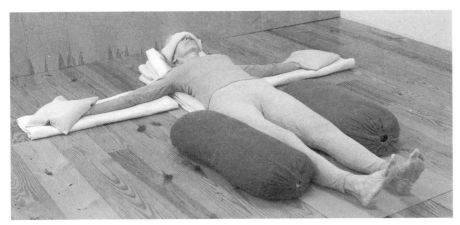

图5.1.1

2. Supta Baddha Koṇāsana（仰卧束角式）

贝特西使用抱枕支撑大腿外侧，让大腿内侧或腹股沟打开，同时不会给髋臼外侧造成不适。每条腿分别绑伸展带，保持双脚和小腿胫骨靠近大腿，打开腹股沟。手臂、头部和眼睛的位置与上一体式一样（图5.2.1）。

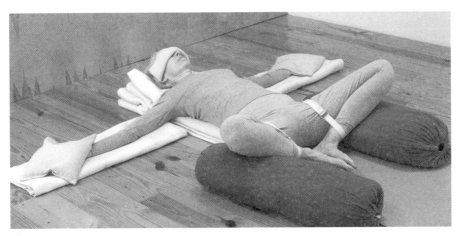

图5.2.1

3. Supta Svastikāsana（仰卧万字符式）

　　辅具摆放与上一体式相似，只是不使用伸展带。抱枕放在小腿胫骨和双脚之间，放松腹股沟内侧，同时给大腿外侧提供支撑，这样股骨头始终保持在髋臼里面（图5.3.1）。

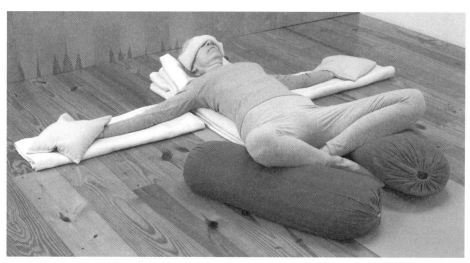

图5.3.1

4. Rope Ⅰ（墙绳辅助一式）

习练一年后，这个体式被加入贝特西的习练计划。首先她向前走，上提胸腔。掌心相对，把肩膀的压力尽可能降低。双脚分开与髋同宽（图 5.4.1）。第一次尝试之后，她加大了难度，上提脚跟，眼睛向上看（图 5.4.2）。

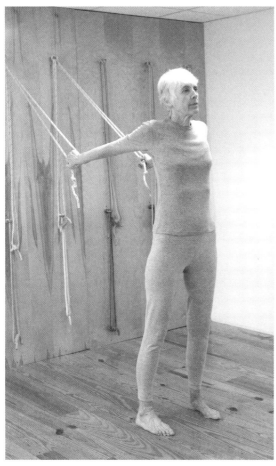

图5.4.1

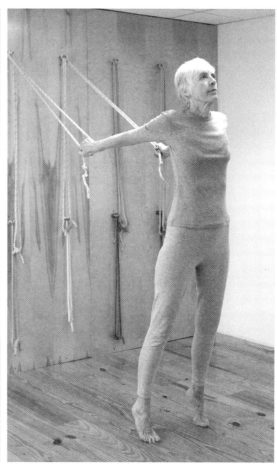

图5.4.2

5. Adho Mukha Śvānāsana（下犬式）

贝特西从习练恢复的第一天起就习练 Adho Mukha Śvānāsana（下犬式），来帮助下腹部的神经组织再生。使用两个狮式盒支撑双脚，双脚展宽分开，大腿后侧从内向外展开。两根上墙绳和一根下墙绳系在一起支撑大腿根部，在绳环上盖一张毛毯，让支撑柔软一些。两个犁式盒，每个上面放两个抱枕，支撑双臂向两侧打开。从腋窝向指尖轻柔地伸展手臂。再拿一个较矮的犁式盒，上面放两张毛毯支撑额头（图 5.5.1）。

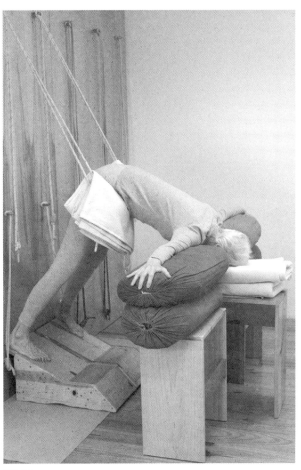

图5.5.1

6. Dwi Pāda Viparīta Daṇḍāsana（双脚倒手杖式）

刚开始习练的时候，贝特西做这个体式的方式还较为平缓：后期能够降低双脚（不用抱枕），更多地朝头侧移动了。她用三角板支撑髋外侧，用毛毯卷支撑大腿上端后侧。这使髋部与身体其他部位正位，让体式舒适。大腿前侧绑伸展带，帮助大腿后侧外展。两脚之间夹半砖，双脚两侧系伸展带将砖固定，保持双腿平行。双臂向两侧打开，手背放在凳子上，掌心放沙袋（图5.6.1）。 贝特西出体式时需要一些辅助。首先，辅助者解开伸展带，把半砖、三角板拿开，让贝特西得以屈膝（图5.6.2）。然后把她的头部、颈部、背部依次抬高，直到她坐直起身（图5.6.3、图5.6.4）。

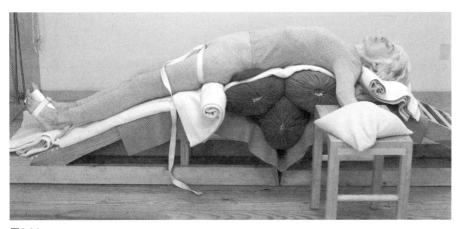

图5.6.1

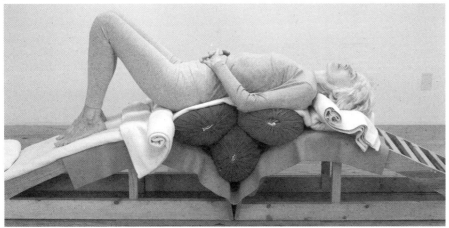

图5.6.2

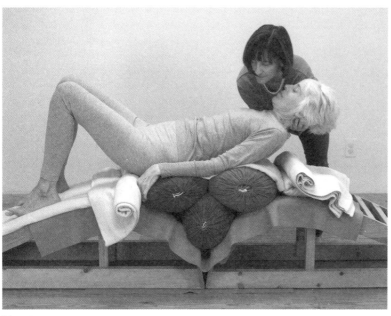

图5.6.3

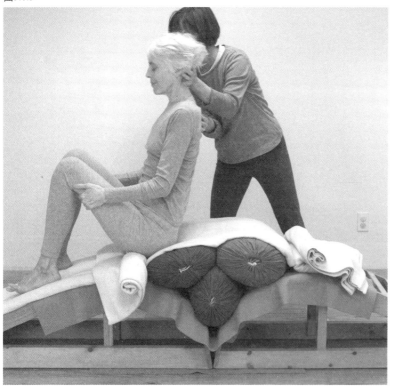

图5.6.4

7. Samāśrāyi Upaviṣṭa Koṇāsana（直立坐角式）

对于贝特西来说，这个体式有些困难，因为她身体前侧比较紧。她使用铺有瑜伽垫的倒手杖凳来支撑背部。倒手杖凳上水平放置三个抱枕支撑背部，使脊柱能够向内、向上运动。折两张毛毯垫在臀部下方，帮助她上提骶骨，并抵住长凳。双脚内边缘放沙袋，保持双脚分开。开始时，手臂向下，靠近身体，手肘弯曲，双手放在倒箭盒上，倒箭盒向侧面转（图 5.7.1）。随后手臂向两侧伸展，前臂或手放在犁式盒上，手背上放沙袋（图 5.7.2）。毛毯卷支撑颈部后侧。

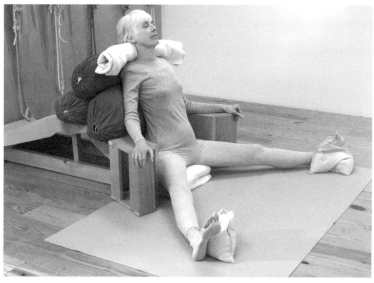

图5.7.1

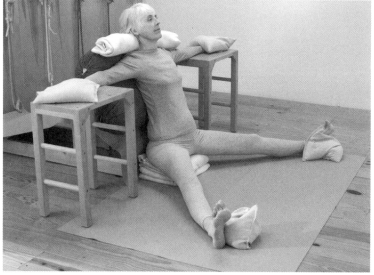

图5.7.2

8. Platform Neck Curvature（平台上曲颈习练）

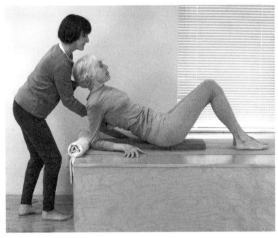

图5.8.2

贝特西习练这个体式不仅是因为颈部问题，也是因为这样有助于她拉长整个身体。辅助者卷一条眼纱水平放在她的胸腔下面，和肋腔凹陷处在一条直线上（图5.8.1）。辅助者用一只手固定眼纱的位置，另一只手托着她的头颈后侧帮助她向下躺。她用双手支撑将胸腔向上推，同时向后躺在泡沫板上（图5.8.2、图5.8.3）。辅助者再将毛毯卷垫在她颈部下面合适的位置，让头向后舒适地悬垂；然后把她的手臂从内向外转，并把肩膀收入背部（图5.8.4）。使用眼纱卷对于贝特西来说有些挑战，因为她胸骨太紧。贝特西胸骨的打开程度如图5.8.5 所示。

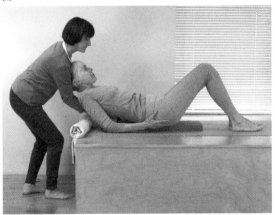

图5.8.3

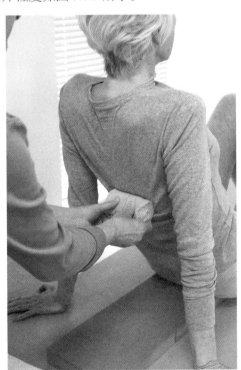

图5.8.1

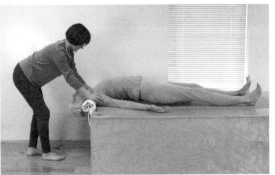

图5.8.4

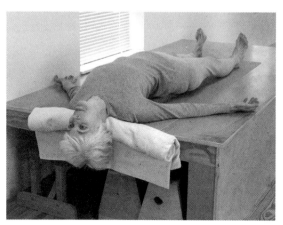

图5.8.5

　　贝特西可以独立出体式，不需要辅助者帮忙。身体向下朝双脚的方向滑，直到头落到平台上。屈双膝，身体向右转，坐立起身（图 5.8.6～图 5.8.8）。

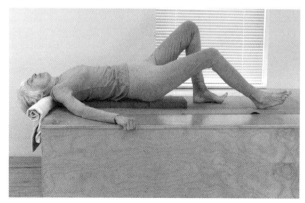

图5.8.6

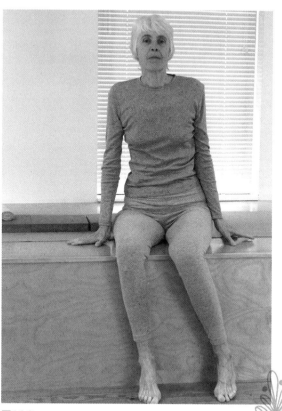

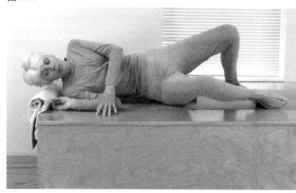

图5.8.7

图5.8.8

9. Bharadvājāsana（巴拉德瓦伽式）

贝特西反坐在椅子上，双腿穿过椅背。臀部下面垫一个抱枕以使躯干的位置更高。使用木马和放置有几块泡沫板的高凳，手臂横向伸展、扭转时尽量向肩膀方向抬高（图 5.9.1）。

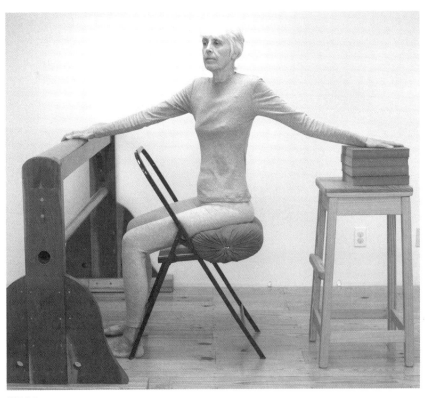

图5.9.1

10. Setubandha Sarvāṅgāsana（桥形所有肢体式）

　　贝特西使用八个抱枕完成 Setubandha Sarvāṅgāsana（桥形所有肢体式）。柔软的抱枕有助于躯干上部在后弯的同时放松。两个抱枕叠放垫在脚跟下面，四个抱枕两两叠放垫在躯干下面。双脚之间夹一块半砖，用伸展带固定，保持双腿水平。用伸展带缠绕大腿上端，保持大腿前侧内旋，大腿后侧外旋。这样有助于臀部的展开及下背部的延展。胸腔下垫一个泡沫棒，进一步上提肋腔前侧，使它从凹陷变成凸起。双臂各放在一个抱枕上，将两张毛毯沿长度方向折叠支撑手臂，和肩膀在一条直线上。使用沙袋帮助掌心展开。贝特西可以承受几分钟的手臂横向伸展，然后就需要把手放在腹部上休息了。折几张毛毯支撑头部和肩膀后侧（图 5.10.1）。最后，重复序列的第一个体式——Śavāsana（挺尸式）作为结束体式。

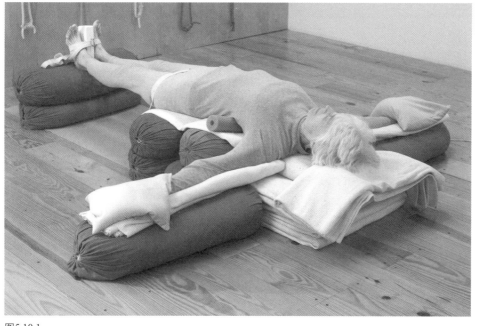

图5.10.1

第六章

大卫的情况及习练序列

大卫的自述

　　我患上了一种奇怪的头部疾病——硬脑膜动静脉瘘，也可以叫作硬脑膜动静脉畸形。若是当初没有进行正确的手术治疗，很可能会造成左脑严重中风，损害语言和其他重要的机能。[①]

　　动静脉畸形实质上是单个或多个动脉，以及单个或多个静脉之间的直接连接。动脉将血液从心脏输送到头部（及其他身体部位）。静脉将头部回流的血液运回心脏。动脉承压，静脉没有。通常来说，动脉连接着把血液输送到细胞的毛细血管；其他毛细血管把血液从细胞输送到静脉。动静脉畸形的情况下，动脉直接连接了静脉。因为动脉压较大，而静脉压较小，若出现直接连接，缺氧的血液就会沿着血管向上泵送回头部或其他组织。缺氧的血液若是泵送回了大脑，就会出现中风。

　　我的瘘管或动静脉畸形主要存在于头部的硬脑膜里面，左耳正后面。硬脑膜是头骨和大脑之间三层组织的其中一层；另外两层分别为蛛网膜和软脑膜。硬脑膜是最外层，厚而坚韧；蛛网膜是第二层，软脑膜是与大脑直接相连的血管网（是血液及大脑的屏障，阻止缺氧血液进入大脑）。然而，我的瘘管之所以危险，是因为尽管它确实始于硬脑膜，却通过了蛛网膜并穿透了软脑膜。若是再长一点儿，就会进入左大脑皮层，造成严重的中风。因为我的瘘管始于硬脑膜，所以医生认为它是由头部创伤造成的。

---

① 针对硬脑膜动静脉瘘或硬脑膜动静脉畸形的艾扬格瑜伽习练方式和针对大脑肿瘤和扩散到大脑的癌症的处理方式相似。这一习练序列对于平衡中枢神经系统，恢复认知功能十分有益，而癌症治疗很可能会对这些部位造成影响。——作者注

幸运的是我的瘘管靠近耳朵。瘘管开始长出来的时候，我感觉左耳内有规律的脉搏跳动感。第一次听到这种跳动是在 2008 年 9 月。当时我没在意，后来这种声音越来越明显，我才去看了内科医生。医生说是耳鸣，不打紧也治不好。后来跳动的声音更大了，我又给医生打了电话，要求转诊，他答应了。但是，他给我介绍的耳科医生直到 12 月初才有空给我治疗。

我感觉妻子认为是我自己瞎想，于是一天晚上我让她把耳朵贴到我的耳边，看看能不能听到些什么。结果，她也听到了脉动声。当时，她在一家医院做临床心理科实习生。11 月中旬，她无意中和一名听力学专家提起了我的症状，专家立刻警觉起来，说我必须马上治疗。我给我的内科医生打电话，要求他马上安排人给我治病。11 月下旬，我看了一名非常有名的耳科专家，他听不到瘘管，觉得一个鼻腔喷雾可能对症，于是建议我试一个星期。结果并不管用，跳动的声音越来越大，两只耳朵都能听到突突的声音。耳科专家让我做了 MRI（磁共振成像）和 MRA（磁共振血管成像），注入造影剂让血管和循环成像，并在这些测试中发现了瘘管。

耳科专家介绍我看一名专业治疗瘘管和脑动静脉畸形的介入性放射科医生。他给我开了诊断性血管造影（一根导管插入腹股沟，穿过血管向上直到头部），结果显示瘘管很大，已经穿透了蛛网膜组织。那是 2008 年 12 月 29 日，医生说我应该做外科血管造影手术，在腹股沟插入导管（这次是两个腹股沟都插），将铂金线圈推到瘘管处，用来阻断血液供应。医生说这个方法要是管用，"或许"我会康复。不过，我的身体对这种干预措施会产生何种反应并不确定。2009 年 1 月 8 日，我做了手术，手术持续了六个小时，医生告诉我手术很成功，表示我能够恢复正常的生活。

诊断性血管造影后及手术前，我给洛伊丝发了邮件，请她给我推荐一些瑜伽体式或序列，用于术前准备和术后恢复。她当时在印度，但还是回复了我的邮件，给了我许多体式和辅具的建议。

其中包括仰卧体式，头枕在三角板上，头骨凸脊①垫眼纱，但她建议我不要做倒立体式。她还把我的邮件发给B.K.S.艾扬格看。除了洛伊丝建议的体式和辅具之外，艾扬格说我应长时间做Viparīta Karaṇī Sarvāṅgāsana（倒箭所有肢体式），和仰卧体式一样头下垫辅具支撑。手术前一天，我做了洛伊丝建议的体式，然后又做了Viparīta Karaṇī（倒箭式）20分钟。手术那天，我早早起床做了洛伊丝推荐的体式，然后做了30分钟Viparīta Karaṇī（倒箭式）。

到医院手术时，我非常平静。一想到自己做了艾扬格推荐的体式，我就觉得很踏实，有了信心。手术后，医生告诉我，导管通过血管插入头部的过程特别顺畅，对此我非常感谢洛伊丝和艾扬格。

大卫已经坚持习练艾扬格瑜伽十五余年。他的工作压力很大。他的疾病以及后来的瑜伽习练帮助他改善了自己的习惯，现在他已能更好地承担工作负荷，而不被其影响。

因为打网球的缘故，大卫胸骨凹陷，胸腔和肩胛带也不对称。他的腘绳肌和髋臼也非常僵硬。他的习练照差不多是术后一年拍摄的。此时他的胸骨被有效展开，并且他也平衡了生活以减轻压力，性情也平和多了。

带星号的体式是他手术前和手术后六个月习练的体式。正如文中所说，六个月到一年之后，他把其他的体式也加了进来。此外，六个月后，仰卧体式也有了调整，以进一步打开胸骨。目前，他的旧病没再复发。

---

① 艾扬格使用头骨凸脊一词指头后部颅底以上的部位，即头后部稍稍凸出来的位置。或许会感觉到有一条脊，但不是颅底。——作者注

1. Cross Bolsters（交叉抱枕）＊

大卫的交叉抱枕变体可以平衡并支撑展开与髋同宽的双腿。在大卫手术时，管子穿过了腹股沟向上直到大脑瘘管。因此，腹腔也受到了手术的影响。大腿上端夹砖，并绑一条伸展带将砖固定。另外，用伸展带将一块泡沫板绑在脚底固定，帮助双脚向上立直。这样的双腿姿势给身体创造了一个支撑，让腹部柔软，放松向背部。这样也可以放松头部和颈部。头后侧下面放一个三角形泡沫垫，卷一条眼纱垫在头骨凸脊下面。所有的仰卧体式都使用这种头部支撑来平衡大脑。上背部下面垫一块泡沫板，用来打开胸腔（图6.1.1）。

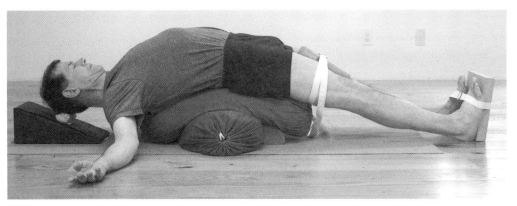

图6.1.1

2. Supta Baddha Koṇāsana（仰卧束角式）*

大卫使用两条伸展带绕过大腿和小腿，进一步打开腹股沟。抱枕支撑大腿外侧，避免髋臼不适。泡沫板支撑胸腔后侧。手心放重物，帮助头脑平静，舒缓中枢神经系统和心血管系统（图 6.2.1）。

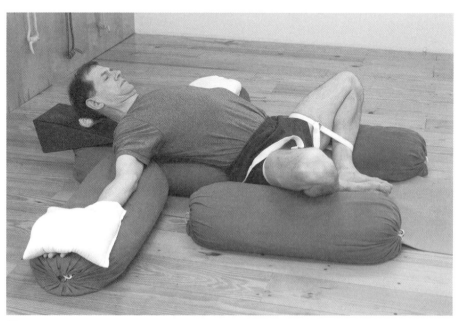

图6.2.1

3. Supta Svastikāsana（仰卧万字符式）*

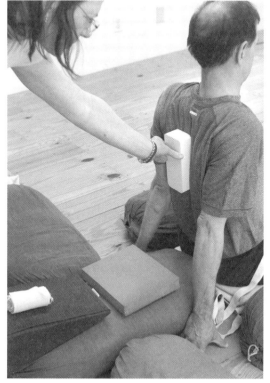

图6.3.1

胸椎左侧放一块半砖，习练者向后仰的过程中保持砖的位置不变（图 6.3.1）。半砖帮助大卫打开胸腔前侧左边的凹陷。在这个体式中，大卫只需要用毛毯支撑大腿外侧（图 6.3.2）。

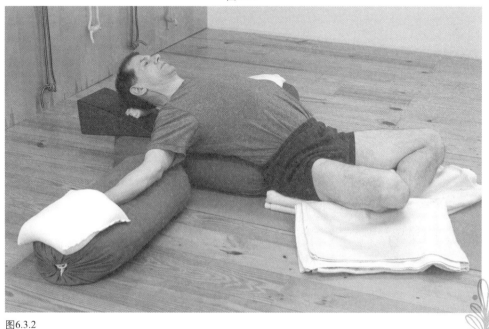

图6.3.2

4. Supta Vīrāsana（仰卧英雄式）＊

　　Supta Vīrāsana（仰卧英雄式）对于大卫来说比较难，因为他的股四头肌和髋屈肌太紧。大卫需要使用放有抱枕的狮式盒支撑躯干。胸腔后上部下面垫泡沫板，抱枕支撑手臂与肩膀同高。用伸展带绑住大腿和小腿，膝盖朝向前方。另外，在大腿上放 11 千克的杠铃片，这样双腿可以释放向地面。同时，腹部和头部也能得以放松（图 6.4.1）。六个月后，大卫的胸腔能够进一步打开，手臂下面只需要放两个抱枕即可。毛毯卷用来填充上臂和抱枕之间的空隙。大腿无须绑伸展带，但是要在其上再放一个 11 千克的杠铃片（图 6.4.2）。增加的重量使得双腿不会分开，可以进一步释放大腿、腹部和头部。

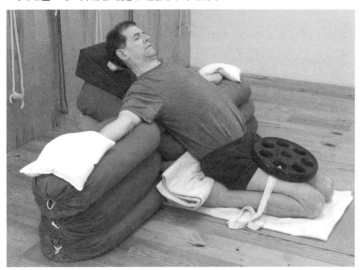

图6.4.1

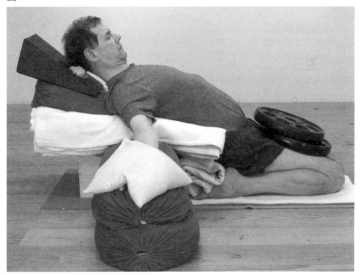

图6.4.2

5. Sālamba Pūrvottānāsana（有支撑的东方强烈式）*

　　手臂与肩膀同高，掌心放沙袋有助于保持大脑平静。大腿上端内侧夹砖，用伸展带固定，以平衡并安静腹部器官（图6.5.1）。六个月后，手臂可稍稍低于胸腔，和躯干呈45°，双脚落到地面上（图6.5.2）。这样可以帮助大卫进一步展开胸骨，伸展身体前侧。

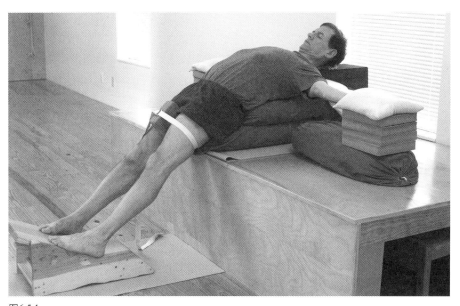

图6.5.1

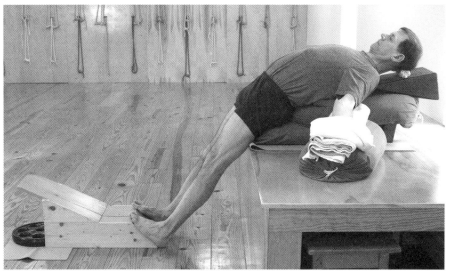

图6.5.2

6. Adho Mukha Śvānāsana（下犬式）*

　　大卫在手术后一年内使用上墙绳支撑并上提髋部来习练 Adho Mukha Śvānāsana（下犬式）。大腿上端和骨盆底部的角度可以分别通过调整头部、手臂、脚部的支撑物增大或减小。脚踩狮式盒。手臂和头部使用犁式盒、抱枕和毛毯支撑（图 6.6.1）。一年后，大卫可只使用一根下墙绳支撑骨盆，一块砖支撑头部（图 6.6.2）。

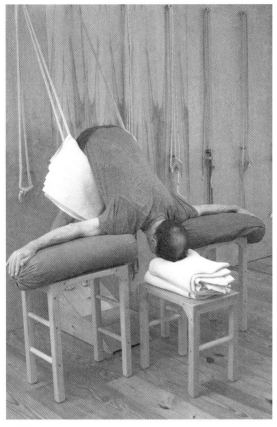

图6.6.1

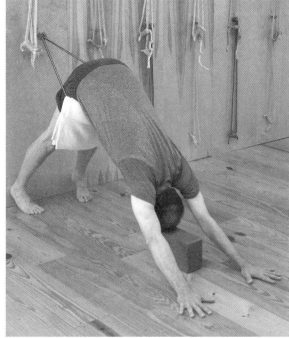

图6.6.2

7. Uttānāsana（强烈式）

　　手术六个月后，大卫开始习练 Uttānāsana（强烈式）。下墙绳支撑髋部，犁式盒支撑上臂和肩膀。再用一个矮些的犁式盒支撑头顶。每种辅具上都垫几张毛毯（图 6.7.1）。在大卫的柔韧性得到提升后，在头骨凸脊上绕一条伸展带，让头悬垂得更深。把伸展带穿过木马底部的小洞，系在头部，将头部后侧向下牵拉（图 6.7.2）。太阳穴应彼此平行，并与地面垂直（图 6.7.3）。

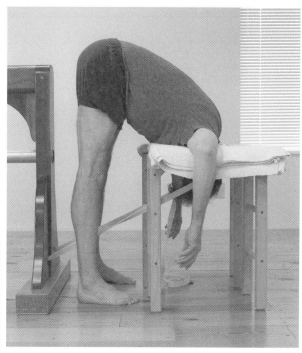

图6.7.2

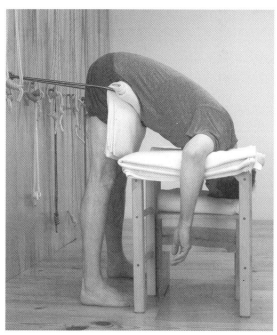

图6.7.1

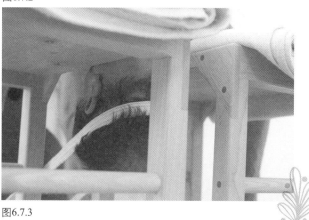

图6.7.3

8. Parivṛtta Trikoṇāsana（扭转的三角伸展式）

　　手术一年后，大卫开始习练有支撑的站立体式。他在 Parivṛtta Trikoṇāsana（扭转的三角伸展式）中需要更多辅助。他用木马支撑脚跟，前脚掌抵住四分之一圆砖，帮助双腿和身体内侧上提。上方手臂放在木马横梁上，帮助胸腔顶部上提。下方手臂自然垂向地面，帮助胸腔底部或脊柱肌肉向下释放。他需要向下看，眼睛平行于地面，耳朵平行于横梁。横梁和头部右侧之间夹一张毛毯，以保持头脑安静。然后伸展头颈后侧远离肩膀（图 6.8.1）。下方手握住 5 千克的杠铃片（图 6.8.2），让背阔肌进一步释放向地面，远离脊柱。辅助者把自己的手放在大卫的背部，轻柔引导皮肤远离脊柱，跟随肌肉运动（图 6.8.3）。这样，背部可以得到放松。

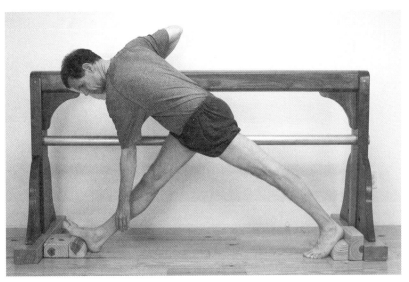

图6.8.1

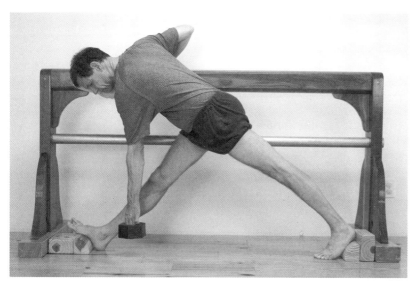

图6.8.2

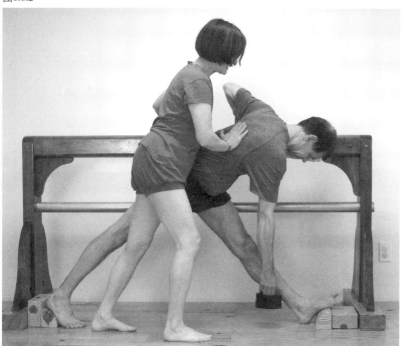

图6.8.3

9. Prasārita Pādōttānāsana（分脚强烈式）

　　手术六个月后，大卫的习练序列增加了这个有支撑的体式。使用祛风式凳，上面放一张瑜伽垫、一个抱枕、一张沿长度方向折叠的毛毯，从耻骨位置开始支撑整个躯干及头部和颈部。砖上放折叠成小块的毛毯，手臂交叠置于其上，头部落在手臂上休息（图6.9.1）。通过使用辅具，腹部和大脑得到了放松。

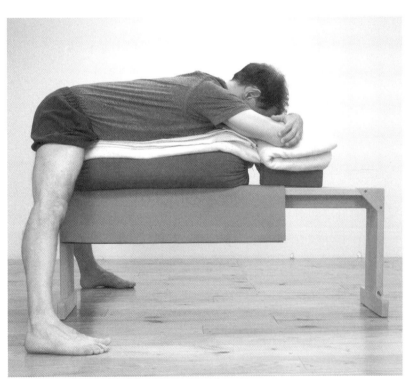

图6.9.1

10. Adho Mukha Vṛkṣāsana（面朝下的树式）

手术一年后，大卫反映说，刚开始习练 Adho Mukha Vṛkṣāsana（面朝下的树式）时，大脑有不适感。因此瑜伽教师只让他在有辅助者时进入体式，稍微停留便马上出体式。第一次尝试这个方法后，大卫的大脑便再无不适感了。

一名辅助者从后面支撑他的骨盆，另一名辅助者把他的腿向上抬高进入体式（图 6.10.1、图 6.10.2）。当他在体式中时，辅助者仍然扶住他的髋部，帮助他自己用力上提髋部，另一名辅助者把自己的手放在他的头颈部后面。

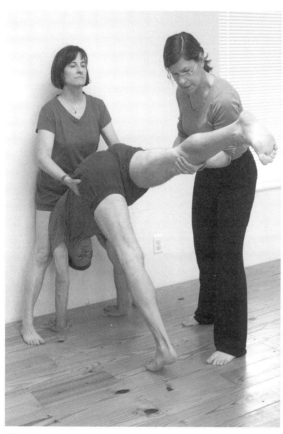

图6.10.1

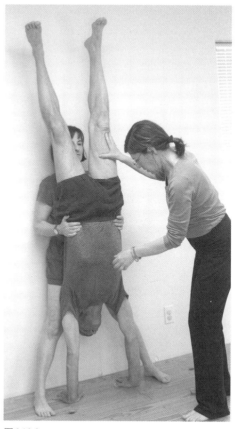

图6.10.2

辅助者轻柔地把他的头向前带，保持在 Jālandhara Bandha（收颌收束法）的位置（图 6.10.3、图 6.10.4）。出体式时，一名辅助者继续扶住他的髋部；另一名辅助者扶住他的双腿，帮助他把腿放回地面（图 6.10.5）。当双脚都落地后（图 6.10.6），大卫双手向回移动，回到 Uttānāsana（强烈式）。

大卫双手扶髋，手肘向上指向天花板，帮助胸腔展开（图 6.10.7）。当他慢慢起身的时候，下巴仍抵住胸腔做 Jālandhara Bandha（收颌收束法）（图 6.10.8、图 6.10.9）。最后缓缓抬头（图 6.10.10），手臂向下放松。在这个体式中，大卫学会了保持头脑的安静。不出三个月，他就能独立、有效地完成体式了。

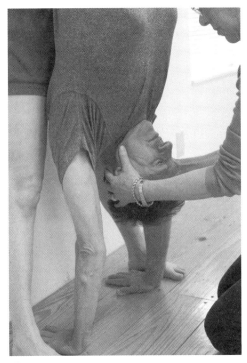

图6.10.4

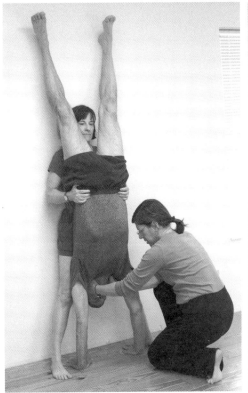

图6.10.3

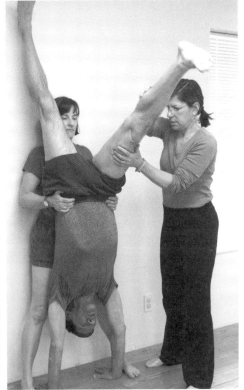

图6.10.5

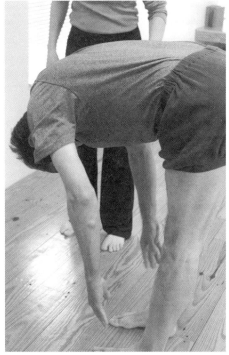

图6.10.6

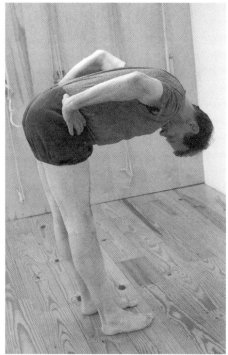

图6.10.7

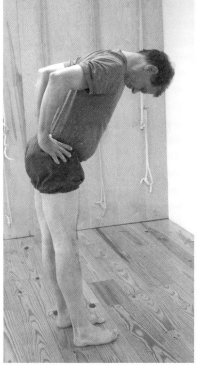

图6.10.8

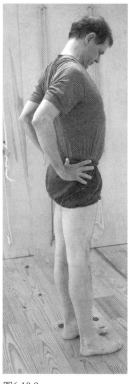

图6.10.9

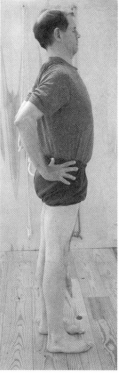

图6.10.10

11. Catuṣpādāsana（四腿拱桥式）

体式详情请参考《艾扬格瑜伽——肩颈问题辅助习练》。大卫在手术一年后增加了这个体式。图6.11.1展示了大卫进入体式的准备，图6.11.2展示了最终体式。这个体式有助于将脊柱向内收，为后弯做好准备。

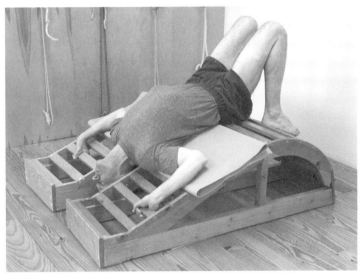

图6.11.1

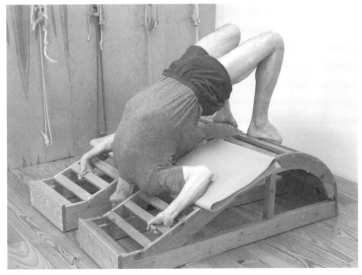

图6.11.2

12. Adho Mukha Svastikāsana（面朝下的万字符式）

对于大卫而言，前屈类体式非常困难。因为他的腘绳肌、髋部和肋腔很紧，所以，要帮助他有效地放松腹部和大脑，需要使用大量辅具。从 Adho Mukha Svastikāsana（面朝下的万字符式）开始，让髋部能够在不伸展双腿的情况下打开。在臀部下面垫一个抱枕和两张折叠的毛毯来提起骶骨，从骨盆底部或大腿上端开始前屈。前屈不可从腰部开始，否则，头部和大脑会紧张。大腿外侧和脚之间使用毛毯支撑，帮助其向下放松，这样脊柱可以上提向头部方向。用一个矮犁式盒，上面垫几张毛毯支撑头部。再将两个正常的犁式盒放在两侧支撑手臂，让手臂与肩膀同高。将一个抱枕横放在腹部，由辅助者将抱枕朝腹部方向拉。还可以在抱枕两端分别绑伸展带，由辅助者将伸展带向后拉（图6.12.1）。有墙绳的话，也可以使用墙绳把抱枕向后拉（图6.12.2）。

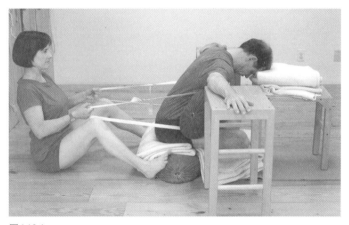

图6.12.1

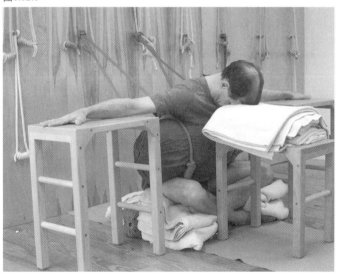

图6.12.2

13. Paścimottānāsana（西方强烈式）

　　大卫在单腿坐立前屈前后都会习练这个体式。双腿分开与髋同宽，让前屈有更多空间，更加舒适。为保证背部凹陷，这里使用椅子和抱枕支撑身体前侧、头部和颈部。使用毛毯支撑额头，让鼻子可以自由呼吸。两侧使用椅子和抱枕支撑手臂横向打开，改善头部和颈部的循环。臀部下面垫抱枕，让脊柱可以更好地上提（图6.13.1）。理想情况下，头颈后侧应从肩膀延展，肩膀远离颈部。在不影响颈部和肩膀展开的情况下，眼睛应与地面平行。最后这点大卫做不到，不过他已做到了目前状况的最高水平。即便如此，他也感到头脑安宁、平静。后面所有的前屈体式都使用这些辅具。

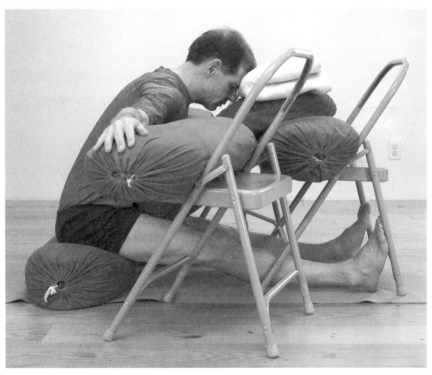

图6.13.1

14. Jānu Śīrṣāsana（膝盖头式）

辅具同 Paścimottānāsana（西方强烈式）（图 6.14.1）。

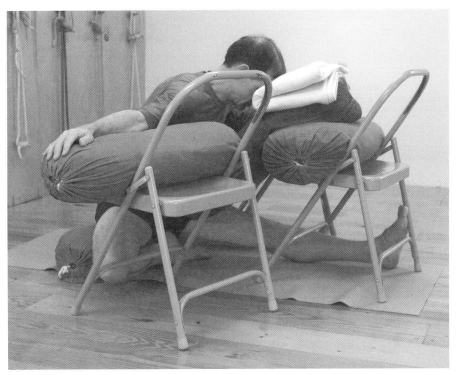

图6.14.1

15. Ardha Baddha Padma Paścimottānāsana（半莲花西方强烈式）

辅具同 Paścimottānāsana（西方强烈式）。此外，使用毛毯支撑做 Padmāsana（莲花式）一侧腿的膝盖（图 6.15.1）。

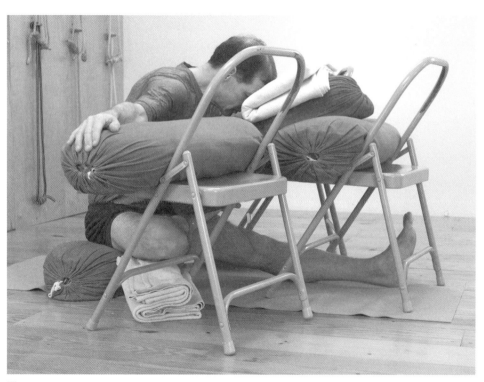

图6.15.1

16. Triaṅga Mukha Eka Pāda Paścimottānāsana（三肢面朝单腿西方强烈式）

辅具同 Paścimottānāsana（西方强烈式）。此外，在弯曲腿的脚下垫毛毯，使支撑更柔软（图 6.16.1）。

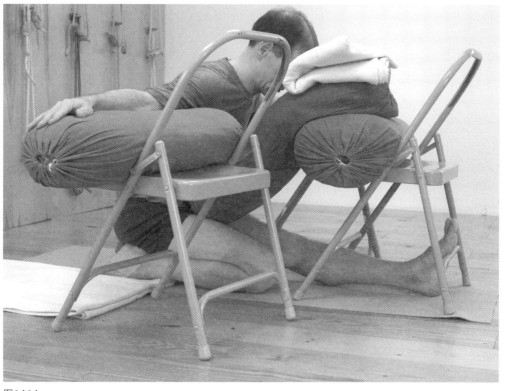

图6.16.1

17. Upaviṣṭa Koṇāsana（坐角式）

辅具同 Paścimottānāsana（西方强烈式）。此外，大卫首先握住椅背上端，将胸腔上提（图 6.17.1）。待他能够保持躯干的高度后，将手臂朝两侧伸展（图 6.17.2）。

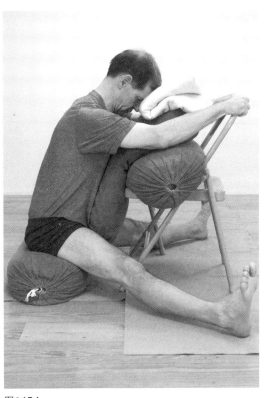

图6.17.1

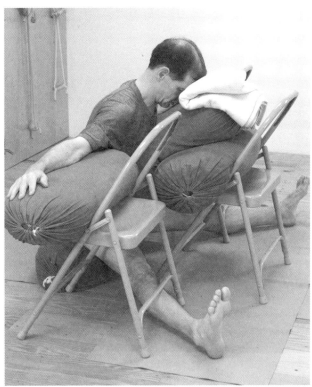

图6.17.2

18. Viparīta Karaṇī Śīrṣāsana（倒箭头倒立式）*

　　除毛毯外，大卫还使用木马和倒手杖凳确保身体位置正确。两条小腿上各放一个沙袋，牵拉脊柱，让脊柱朝双腿方向上提，而不是朝头的方向下沉。沙袋需要由辅助者摆放，不过也可以不用沙袋习练。大卫用双手握住系在木马横杠上的伸展带，将胸腔后侧上提，让头颈向下放松（图6.18.1）。头顶下不使用辅具，让头部朝地面放松但不要卡住颈部。

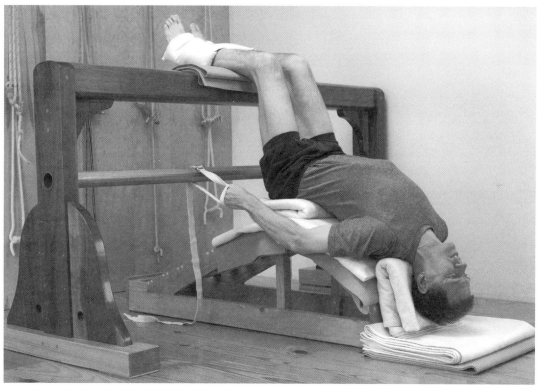

图6.18.1

19. Nirālamba Śīrṣāsana（无支撑的头倒立式）

无支撑的头倒立式可以使大脑彻底安静。大卫使用木马（图6.19.1）或墙绳（图6.19.2）完成这个体式。双腿分开与髋同宽，以使双腿更好地做功。出体式后，他在婴儿式（Balasana）中休息。婴儿式（Balasana）类似于 Adho Mukha Vīrāsana（面朝下的英雄式），不过膝盖并拢，双手向后伸展（图6.19.3）。双膝和手臂有力地向后放松颈部。前额落在砖上，保持下巴和胸骨同高。更多细节请参考《艾扬格瑜伽——肩颈问题辅助习练》。

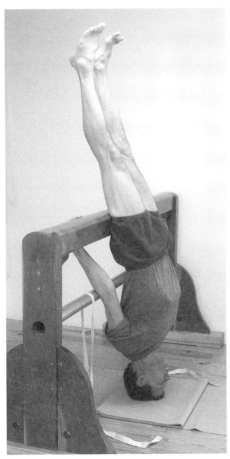

图6.19.1

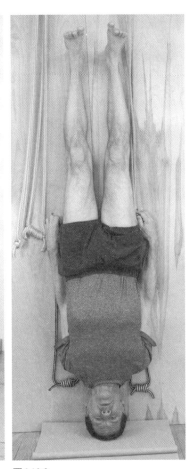

图6.19.2

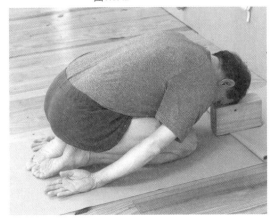

图6.19.3

20. Halāsana（犁式）*

　　这个体式和后面两个体式的辅具摆放详情请参考《艾扬格瑜伽——肩颈问题辅助习练》。毛毯呈阶梯状放置，帮助肩膀和脊柱上提，并释放头部和颈部。小腿用椅子、抱枕和毛毯支撑。双手握住系在木马横杠上的伸展带，帮助胸腔两侧和内在器官体上提（图6.20.1）。接下来，手臂可以放在身体两侧休息，手背贴地，呈"球门柱"状（图6.20.2）。大卫可以轻松地从这个体式进入下一个体式。

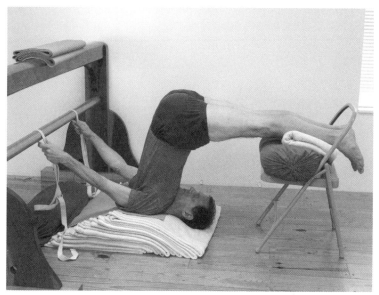

图6.20.1

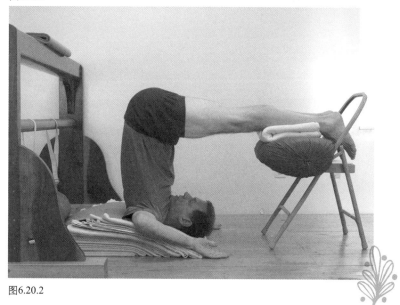

图6.20.2

21. Sālamba Sarvāṅgāsana（有支撑的所有肢体式）*

与 Viparīta Karaṇī Śīrṣāsana（倒箭头倒立式）类似，大卫屈双膝搭在木马上，辅助者在他的小腿上放沙袋，这样可帮助脊柱上提，有益于器官体的健康，同时平衡大脑。大卫握住木马的横杠上提胸腔（图6.21.1）。骶骨下面垫一块泡沫板，防止骶骨向后滑动。手臂呈"球门柱"状放松（图6.21.2）。

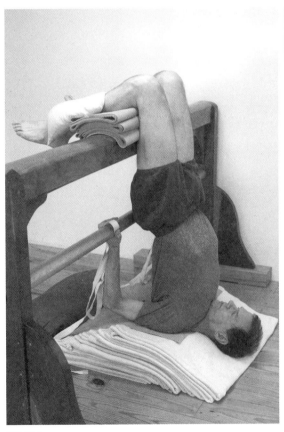

图6.21.1

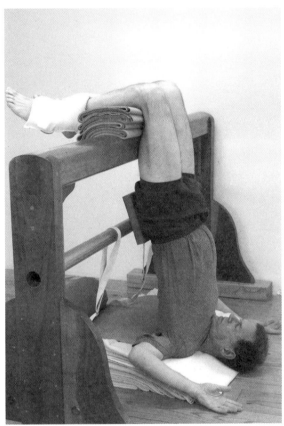

图6.21.2

22. Viparīta Karaṇī Sarvāṅgāsana（倒箭所有肢体式），双腿呈 Upaviṣṭa Koṇāsana（坐角式）*

这是使用墙壁支撑双腿的体式变体。两块砖立放支撑两个抱枕，让脊柱远离墙壁伸展，这样可以增加躯干长度，使腹部释放向后背。胸腔前侧有更多空间朝地面进一步放松。辅助者先在大卫胸椎下方放一块半砖，然后再让他向后仰进入体式。在这个体式中，大卫的双腿呈 Upaviṣṭa Koṇāsana（坐角式），以便给大腿上端和腹股沟创造空间。一条长伸展带固定双脚指向正前方。仰卧体式中用来支撑头部后侧的辅具在这里也适用（图6.22.1）。

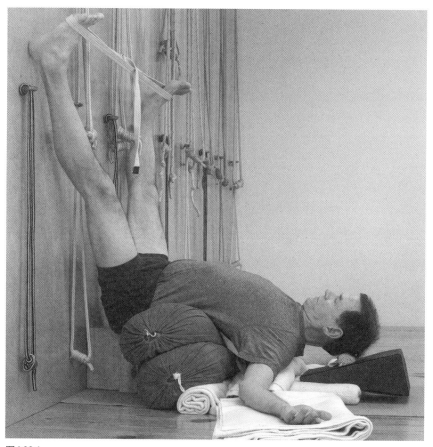

图6.22.1

23. Śavāsana（挺尸式）*

    为适应木马下面的空间，大卫双腿交叉呈 Svastikāsana（万字符式）。双腿放在抱枕上有助于骶骨向双腿延展，耻骨向头部拉长。把伸展带绕在木马的横杠上，托起头部后侧，让头部抬离地面悬空（图 6.23.1）。这样支撑头部对中枢神经系统有非常好的镇静和平衡效果。

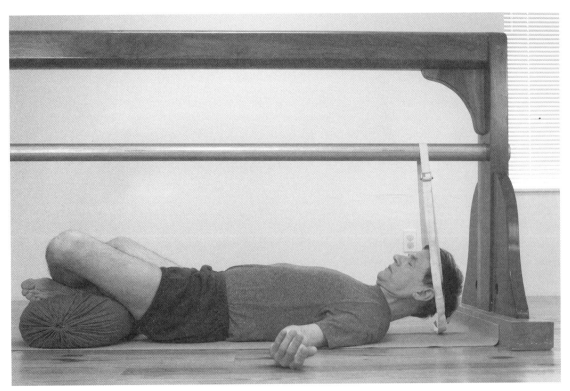

图6.23.1

24. Śavāsana（挺尸式）Ujjāī Ⅰ（乌伽依一式）调息法*

　　大卫早上习练调息，并与体式习练分开进行。最初他使用狮式盒、抱枕、毛毯和头枕习练调息，放松身心，观察正常的呼吸（图 6.24.1）。几个月后，他开始使用一个抱枕支撑脊柱的胸椎段，不支撑腰椎，这样腹部可以向背部放松。如果有辅助者在他的肩膀上放杠铃片，把肩膀下压向地面，帮助胸腔打开，会有更好的效果。掌心放沙袋可保持头脑平静（图 6.24.2）。

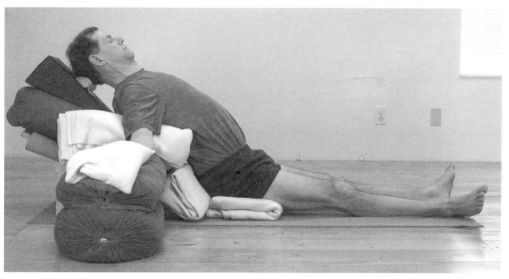

图6.24.1

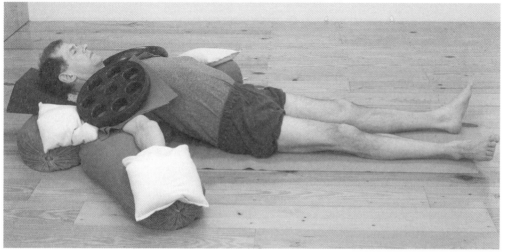

图6.24.2

25. Pratiloma（坐立反自然顺序）调息法

　　根据 B.K.S. 艾扬格的指导，大卫六个月后增加了 Pratiloma（坐立反自然顺序）调息法以平衡大脑。大卫最初使用木马和一把椅子来调整脊柱和胸腔正位。将一张瑜伽垫卷起来垫在脊柱左侧，纠正胸腔左侧从前向后塌的不平衡状态（图 6.25.1）。大卫双臂扣住木马的横梁，双手握住木马的横杠，借用这个力量打开胸腔，上提并展开胸骨。双脚要平放在椅腿内侧，脚跟外缘接触椅子。大腿外侧抵住椅背。双脚和双腿向外推椅子，让身体的外层稳固，平衡内部器官体（图 6.25.2）。低头进入 Jālandhara Bandha（收颌收束法）（图 6.25.3）完成 Ujjāī Ⅰ（乌伽依一式）调息法。

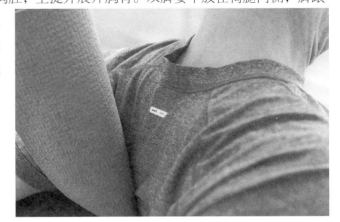

图6.25.1

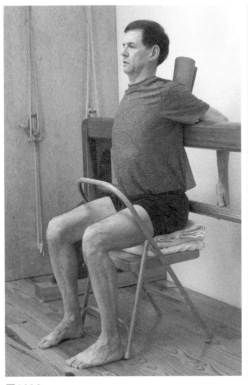

图6.25.2

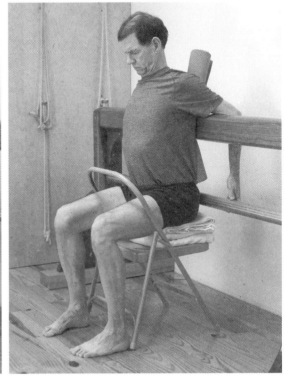

图6.25.3

一个月后，大卫进展到靠墙习练，他需要许多支撑以使肌肉骨骼层平衡。右腋窝下用斜泡沫板让胸腔均匀上提。左腋窝则需要稍厚一些的辅具支撑，这里使用了一块泡沫板。另外，用一块斜木板支撑双手，防止前臂向下倾斜。

这些辅具可帮助他保持胸腔上提（图6.25.4）。但是，他的躯干仍然不对称。辅助者将一张瑜伽垫卷好放在他脊柱的左侧，然后把他的肩膀向后推向墙壁，帮助肩膀向下收入背部，胸骨上提展开。大卫右手准备好手指调息法（digital breathing）的调息手印（图6.25.5）。低头，使胸腔进一步打开并正位，以这样的状态进入 Pratiloma（坐立反自然顺序）调息法（图6.25.6）。

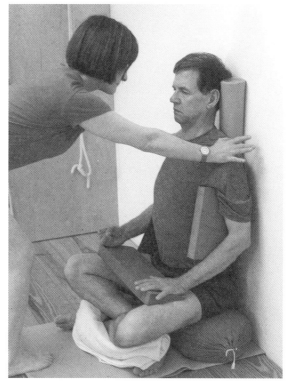

图6.25.5

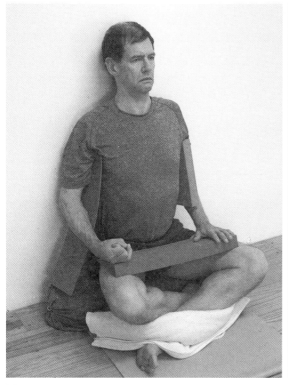

图6.25.4

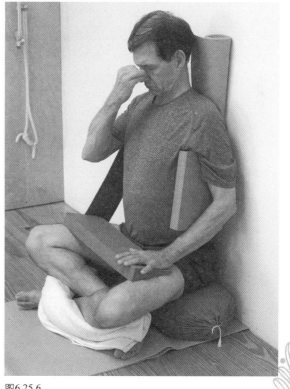

图6.25.6

第七章
依莲娜的情况及习练序列

依莲娜的自述

啊!不会吧!好吧,现在该怎么办呢?

这就是我看到医生递过来的乳房肿块活检结果当下的反应。医生让我做一个磁共振成像、两个磁共振成像引导活检、一个骨扫描、一个CT扫描,然后是化疗、手术、放疗。分析显示,我得了三阳性乳腺癌。治疗癌症的各种方法,如化疗、赫塞汀、他莫昔芬等,使这种癌症的治愈率大大提高。

治疗让我恐惧的原因很多。化疗会影响神经,手术会造成淋巴水肿和腋网综合征。现在回想起来,奇怪的是当时的我居然没有惧怕死亡。不过,传统疗法会造成并发症,对于我这样还比较年轻又活泼的人来说,生命和生活的质量都难以保证。

我咨询了几名医生,其中有一名告诉我,她笃信当代(综合)癌症治疗(不要与替代疗法混淆)。为缓解焦虑,消除传统疗法的副作用,一些大型的癌症治疗机构引入了补充疗法,如瑜伽、淋巴按摩、针灸、冥想等。

尽管不是生活在大都市,我也找到了上述各个方面的有关人士组成了一个治疗小组。洛伊丝·斯坦伯格有着丰富的知识,并且很荣幸,她正好和我住在同一个城镇,于是也加入了我的小组。她十分清楚应做些什么,还设计了一组习练以加强我的免疫系统,帮助我为手术做好准备。

通过瑜伽,我认识了尼科尔,她给我提供了大量有用的信息;还有贝特西,她本身就能带给我希望和鼓舞;还有辛西娅,我们同期接受的治疗。癌症幸存者们都很豁达,非常可爱。一名我才认识的女士带我去看医生;还有一名带着我参观化疗室,给我讲解里面会发生的事儿;还有许多人和我分享他们自己的经历,让我感到不那么孤独。最重要的是,我的母亲,一名患乳腺癌六年的斗士,来到我的身边照顾我度过最艰难的那段日子。

我一直有家人和朋友的陪伴。我是个非常理性的人,但癌症却毫无理性可言。从定义上看,癌症就是指细胞的失控性生长,这种不成熟、不理性的生长会伤害寄主。我请家人和朋友为我祝福。几乎每次化疗之前,我都会去医院旁边的公园走迷宫,在树林里跑很久。

洛伊丝说跑步可以让人冷静,我照做了。她说的没错,慢慢地,我越来越想做瑜伽,我的身体已经爱上了瑜伽。

我的瑜伽习练始终围绕着"开放":打开胸腔,打开淋巴结。我真觉得自己像海星。另外,我也敞开了自己,接受一种新的存在方式——一种全新的自处方式。

我在手术之前接受了化疗,这种方式越来越普遍。也就是说,在诊断出肿块之后我还要带着肿块生活数月。我妈妈说,她没法想象我怎么能忍受带着乳房肿块生活那么久。不过,我觉得这样挺好,这种方式适合我。

瑜伽是这种变化不可或缺的组成部分。瑜伽习练已成为我一天中最重要的事情,它帮助我忘掉病痛,减少焦虑,与身体建立起健康的关系。

后来,手术因为我患上了尿路感染而被取消了,其实这很常见,可是我还是惊慌了。我去找洛伊丝,她给我介绍了一个新的习练序列。虽然我已经接受了肿块的存在,可我也准备好让它消失了。这里描述的习练序列我每天都在做。

术后的恢复是个巨大的挑战,但是互补疗法使我恢复的过程容易多了。为了做放疗,我必须要把手臂伸展过头。瑜伽(及淋巴按摩)起到了很大作用。按照指导,在放疗期间,我坚持每天习练瑜伽,给身体降温。瑜伽、芦荟还有一小块巧克力是我每天的奖赏。

使用赫塞汀治疗需要心脏监控,结果显示我心脏有些问题。我又一次回到每日习练中:习练有益于我的心脏健康。在那之后,我的检查结果一切正常。

我觉得自己非常幸运,手术并没给我留下疤痕。目前为止,我没出现神经问题,也没有患上慢性淋巴水肿。我确实得了腋网综合征,不过瑜伽和按摩帮助我克服了这个问题。

依莲娜习练瑜伽将近十年了。以下是她化疗后、手术前的习练。给她提供治疗的医生取消了她预约的肿块切除术,直到尿路感染痊愈。尿路感染是化疗的副作用,由免疫系统机能下降造成。依莲娜这段时间的习练序列类似于第一章。因为出现了新的问题,所以她的习练也有所调整,为手术做准备,强化淋巴系统。她按这个方式习练了几周,之后的手术也很成功。本章中介绍的许多体式都是简要介绍。详细描述请参考《女性瑜伽习练——源自吉塔·S. 艾扬格的指导》。

1. Śavāsana（挺尸式）

两张毛毯对折支撑身体后侧，并呈阶梯状放置
（见第一章，图 1.1.1）。对折毛毯垫在头颈后侧
可提供很好的支撑，维持头颈后侧从肩膀向外的
延展。此外，卷一条小毛巾放在毛毯上，和胸部底
端对齐，这样可带来从身体后侧到前侧的健康循
环。在 Śavāsana（挺尸式）中，依莲娜把手臂横放
在毛毯上，与肩膀呈一条直线，双腿呈 Upaashrayi
（后仰）姿势，最大程度实现腋窝和腿窝的淋巴循
环。辅助者帮助依莲娜把掌根从中心向两侧展开
（图 7.1.1），保持手掌展开的同时在掌心放沙袋
（图 7.1.2）。骨盆外侧下面垫三角板，用毛毯
卷支撑大腿外侧，髋部向内转，使得下腹柔软
（图 7.1.3）。依莲娜只伸展手臂的骨骼和皮肤，
而肌肉不用力，以便在肌肉不紧张的状态下获得
最大程度的伸展。双脚外边缘绕伸展带，支撑脚
立直，使大腿外侧内旋、内侧下沉，以保持腹股
沟的柔软（图 7.1.4）。因为患有腋网综合征，她
手臂伸展时只垫高双手（图 7.1.5）。

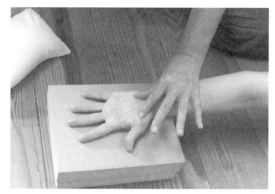

图7.1.1

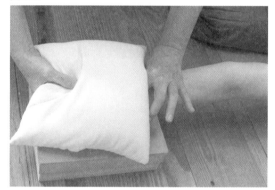

图7.1.2

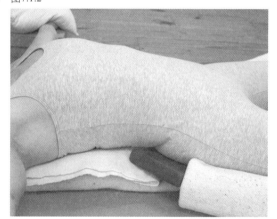

图7.1.3

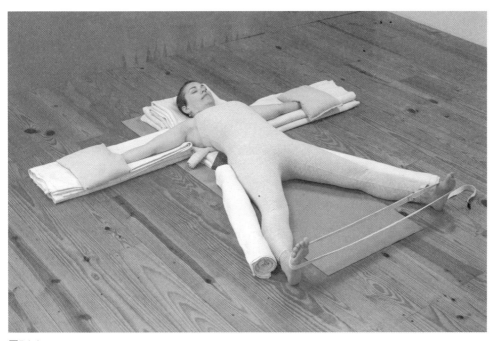

图7.1.4

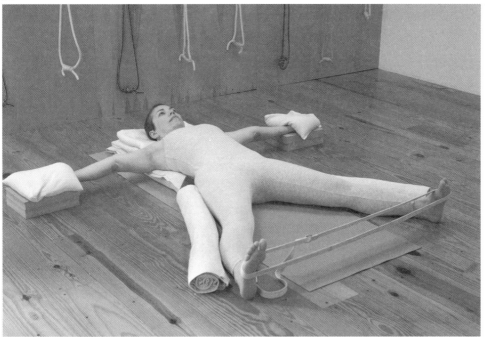

图7.1.5

2. Supta Baddha Koṇāsana（仰卧束角式）

这个变体叫作 T 形 Supta Baddha Koṇāsana（仰卧束角式），因为两个抱枕在地面上呈 T 形摆放，一个横向放置，另一个纵向放置。纵向放置的抱枕下面垫毛毯，以便顺利过渡到下一个体式——Supta Vīrāsana（仰卧英雄式）。双脚放在横向放置的抱枕上，臀部和躯干躺在纵向放置的抱枕上。双腿分别绑伸缩带，从髋部绕到脚部，把大腿和小腿绑在一起。头部、颈部和肩部向后仰卧。臀部两侧下面各垫一个小圆饼，柔软腹股沟（图 7.2.1）。用毛毯卷支撑颈部后侧，保持喉咙柔软。手臂向身体两侧伸展，如同 Śavāsana（挺尸式）（图 7.2.2）。耻骨和尾骨一定要彼此平行，并平行于地面，这样有助于平衡生殖器官和泌尿器官。

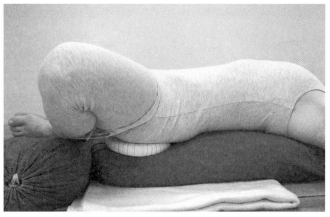

图7.2.1

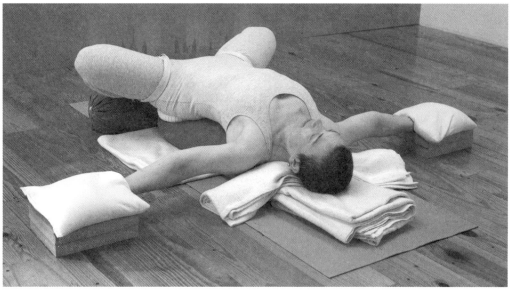

图7.2.2

3. Supta Vīrāsana（仰卧英雄式）

膝盖与横向放置的抱枕前缘平齐。双脚放在纵向放置的抱枕旁边的地面上。将 11 千克的杠铃片放在大腿上。手臂、头部和颈部的位置类似于 Supta Baddha Koṇāsana（仰卧束角式）（图 7.3.1）。耻骨和尾骨同样应彼此平行，并平行于地面。

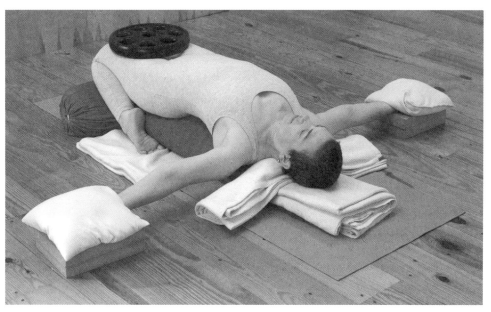

图7.3.1

4. Cross Bolsters（交叉抱枕）

此体式辅具的摆放虽比较复杂，但是值得的。生殖器官和泌尿器官（膀胱）放松地落在骶骨上。耻骨和尾骨的结构正位能改善循环停滞的现象，使健康的循环随之出现。该体式更多详情和使用辅具变体请参考《女性瑜伽习练——源自吉塔·S.艾扬格的指导》。依莲娜分别采用 Upaviṣṭa Koṇāsana（坐角式）和 Baddha Koṇāsana（束角式）腿的摆放。

a.Upaviṣṭa Koṇāsana（坐角式）腿的摆放

两个抱枕交叉，上面的抱枕纵向放置支撑躯干。抱枕的厚度足够，不需要在纵向抱枕下再放其他辅具。身体两侧各放一个抱枕，上面各放一条伸展带，为 Baddha Koṇāsana（束角式）腿的变体做好准备。桥式凳支撑双脚，凳面上放一块砖，同样为下一个变体做好准备。双脚两侧系一条长伸展带，保持双脚立直向上。斜木板放在抱枕上，厚的边缘朝头部的方向，并与耻骨对齐。辅助者把三角板放在骨盆外侧下面，帮助盆骨内旋，让腹部更柔软。这样的支撑会给腹部带来极佳的柔软的感觉。辅助者还在依莲娜的手上放了沙袋，手臂和肩膀平齐（图7.4.1、图7.4.2）。

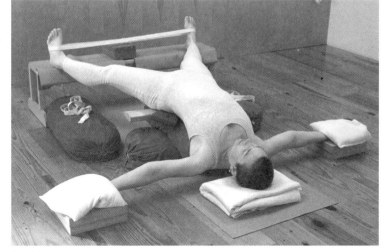

图7.4.1

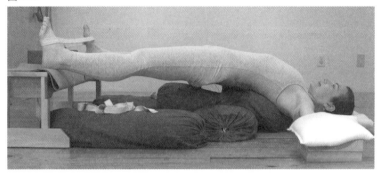

图7.4.2

b.Baddha Koṇāsana（束角式）腿的摆放

依莲娜可以用双脚把桥式凳拉近骨盆，然后双脚抵住砖的两侧，呈 **Baddha Koṇāsana**（束角式）；也可以在大腿外侧下垫抱枕，运用桥式凳和地面上横向放置的抱枕固定大腿下面的抱枕。她可以在双腿的脚踝和髋部绑伸展带。在她稍微向下滑到肩膀落地的过程中，撤去手下的泡沫板。腹部仍然保持柔软。这个体式对于生殖器官和泌尿器官（膀胱、尿道）十分有益（图 7.4.3）。

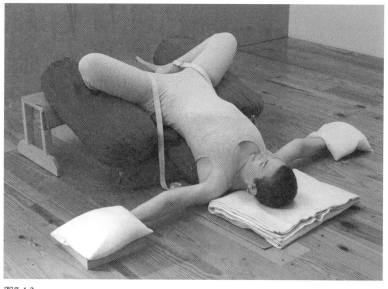

图7.4.3

5. Rope Śīrṣāsana（墙绳辅助头倒立式）

依莲娜十分熟悉 Śīrṣāsana（头倒立式）和 Rope Śīrṣāsana（墙绳辅助头倒立式）。习练中加入这个体式有益于尿道系统的健康。辅助者将一张毛毯横放在她的大腿上端，消除腹股沟的不适感（图 7.5.1）。双腿呈 Upaviṣṭa Koṇāsana（坐角式），骶骨和墙之间夹砖（图 7.5.2、图 7.5.3），这样有助于尾骨上提，并和耻骨保持平齐。辅助者将与墙平行的桥式凳放置在她头部的前面，并叠一条眼纱放在凳面上。依莲娜前额落在眼纱上，手臂朝桥式凳两端横向伸展，掌心朝向地面。辅助者在她双脚外边缘绑一条长伸展带，保持双脚和膝盖指向正前方（图 7.5.4）。依莲娜也学会了自己绑伸展带。

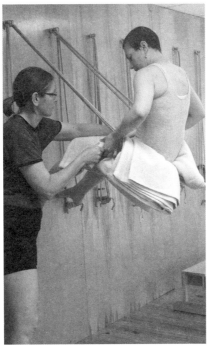

图 7.5.1

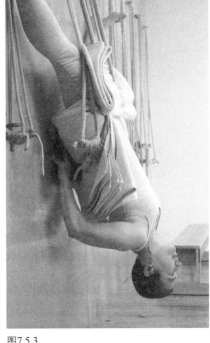

图 7.5.3

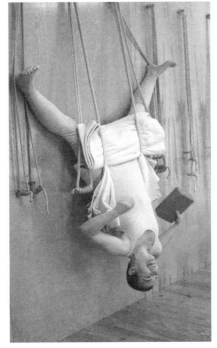

图 7.5.2

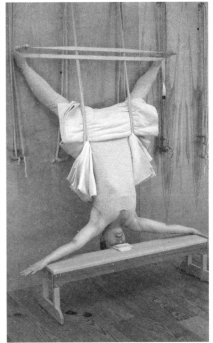

图 7.5.4

6. Sālamba Pūrvottānāsana（有支撑的东方强烈式）

依莲娜双脚落在地面上，并使用杠铃片防止双脚滑动。小腿之间夹砖，并用伸展带固定，保持双腿平衡，这样有助于肌肉骨骼结构正位，为活化器官打造均衡的框架。髋部下面垫三角板，帮助骨盆朝耻骨内旋，柔化骨盆。在Śavāsana（挺尸式）中使用的小毛巾卷垫在上背部下面，和胸底平齐，有助于给身体带来健康的循环。手臂向两侧伸展，与肩部呈一条直线，手上放沙袋。头颈后侧使用折成小块的毛毯支撑（图7.6.1）。

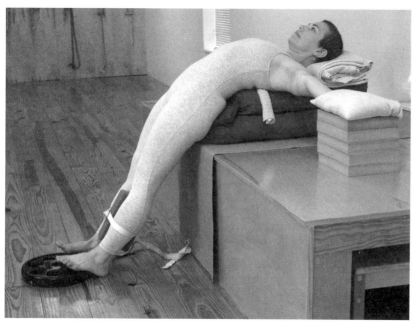

图7.6.1

7. Dwi Pāda Viparīta Daṇḍāsana（双脚倒手杖式）

a.Upaviṣṭa Koṇāsana（坐角式）腿的摆放

如图 7.7.1 所示，辅具的摆放类似于图 7.4.1 和图 7.4.3。此体式用倒手杖凳代替交叉的抱枕，用祛风式凳代替桥式凳。倒箭盒上放泡沫板，用来支撑双手与肩膀同高。

虽然类似于交叉抱枕，但身体在这个体式中有更充分的伸展，从耻骨、子宫、膀胱到头部完全延展。躯干的高位能带来更好的悬垂和放松的感觉。

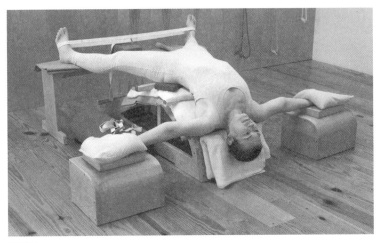

图7.7.1

b.Baddha Koṇāsana（束角式）腿的摆放

如图 7.7.2 所示，辅具的摆放类似于图 7.4.1 和图 7.4.3。

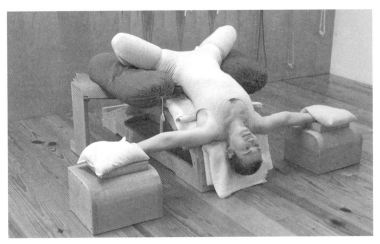

图7.7.2

8. Sālamba Sarvāṅgāsana（有支撑的所有肢体式）

椅面上放瑜伽垫支撑骨盆。另外再使用一个裹在泡沫中的短棍放在骶骨或尾骨下，与耻骨对齐（图7.8.1）。双腿展宽，用伸展带绕在双脚外侧，保持脚趾指向前方。用一个抱枕和两张毛毯支撑肩膀，头部下面的毛毯提供柔软的支撑。手臂与肩膀同高，双手放在泡沫板上。掌心放沙袋，帮助手掌展开（图7.8.2）。

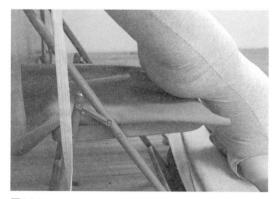

图7.8.1

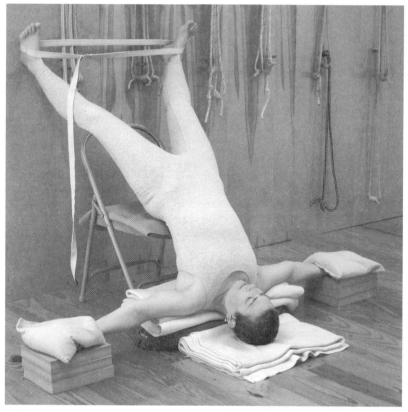

图7.8.2

9. Setubandha Sarvāṅgāsana（桥形所有肢体式）

a.Upaviṣṭa Koṇāsana（坐角式）腿的摆放

　　辅具的摆放和 Dwi Pāda Viparīta Daṇḍāsana（双脚倒手杖式）及 Cross Bolsters（交叉抱枕）一样（图 7.9.1）。后面的腿部变体也采用同样的辅具摆放方式。

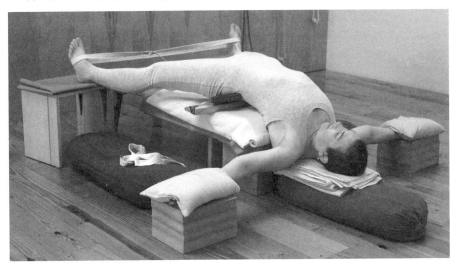

图7.9.1

b.Baddha Koṇāsana（束角式）腿的摆放

　　Baddha Koṇāsana（束角式）腿的摆放如图 7.9.2 所示。

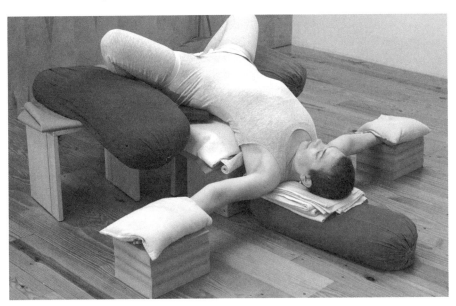

图7.9.2

10. Śavāsana（挺尸式）

　　将两把椅子背对身体放置，舒适地支撑小腿宽阔地打开。毛毯垫在头部和颈部下面。把一张瑜伽垫卷成圆柱状垫在骶骨下面。瑜伽垫的放置可以由习练者独立完成，但如果有辅助者把垫子慢慢地抽离习练者的身体一点点，效果会更好。习练者和辅助者都可以感受到习练者骶骨的拉长，同时下腹部完全向下收。这样可以判断出回抽的程度。手臂横向伸展，与肩膀平齐，掌心放沙袋（图 7.10.1）。骶骨下瑜伽垫的完整描述请参考《女性瑜伽习练——源自吉塔·S.艾扬格的指导》。还可以参考第八章图 8.11.1。

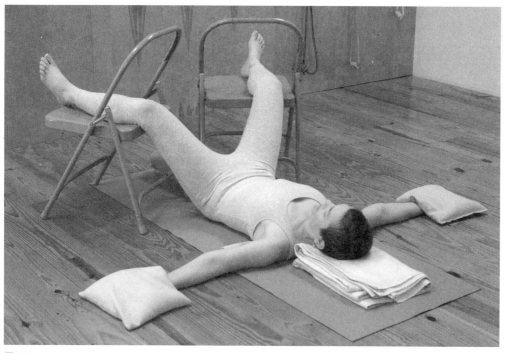

图7.10.1

第八章

戴夫的情况及习练序列

戴夫的自述

　　我还记得坐在泌尿科医生办公室的椅子上，听到自己患前列腺癌的诊断结果时的情景。我彻底蒙了。我听到各种各样的新词、新疗法、新设备；我完全不知道发生了什么。

　　年度体检报告里面的血检报告显示PSA（前列腺特异性抗原）过高，这是可能患癌的标志。我被转诊到一名泌尿科医生那里进行检查和活检。医生发现我的前列腺长了恶性肿瘤，就给我打电话，让我去他办公室沟通。我以为医生会告诉我肿块很容易就能摘除，会说都没事；结果，我听到的全是各种关于前列腺癌治疗方面让人惊讶并觉得可怕的治疗方案。我的泌尿科医生（也是一名外科医生）建议手术，他还推荐了几种非常规但值得推崇的方法。他提到了前列腺癌过度治疗是怎么回事儿。他告诉我，前列腺癌生长得很慢，我来得及好好想清楚。他还建议我再去另找一名医生征求意见，然后再决定是否回来治疗。有了一名非常规的医生，我也成了非常规的患者，我开始思考，并采取了几种做法：我打电话给我的瑜伽老师洛伊丝·斯坦伯格，然后开始研究前列腺癌护理。

　　洛伊丝说话坦诚，知识渊博，乐于助人。和她聊完之后我感觉好多了，也说不上为什么。患上前列腺癌使我开始了新的人生阶段，我懂得了他人的支持是最好的疗法之一。我的人生伴侣苏，还有我的艾扬格瑜伽教师洛伊丝、朱蒂·兰德克、查尔斯·德尔（以及B.K.S.艾扬格），他们都尽力帮助我。同事、家人、朋友的朋友，甚至我的猫，大家都很关心我。我知道我被爱着。

洛伊丝针对前列腺健康给了我很好且实用的建议——一些我可以马上开始习练的体式。她之前就帮助过我从严重的关节炎中康复。当我最后决定手术时,瑜伽又帮助我舒缓了手术的副作用。

自从接受治疗以来,我做了好几次PSA检测,还做了一个全身检查,一次医学成像检查。其中并未发现癌症的症状,一切安好。我会继续坚持瑜伽习练。

戴夫还患有强直性脊柱炎。戴夫习练瑜伽,成功地预防了病症加重的可能性。他的术后习练使用了许多辅具。我第一次看见戴夫是在他治疗后六周,再见他就是六个月后,为这本书拍照时了。他的习练已经升级了,不过为了这本书,我们还是拍了一组他刚做完治疗后的习练序列的照片。序列中的体式可以看出他习练的整个过程。

1. Supta Baddha Koṇāsana（仰卧束角式）

准备一个狮式盒，斜面上部放一个抱枕
和一张毛毯，斜面下部放一张折叠的毛毯，
卷一张瑜伽垫纵向放在毛毯上（图8.1.1），
使用这些辅具支撑躯干。瑜伽垫卷帮助骶骨
收入身体，给前列腺区域创造空间和循环。
在所有仰卧体式中，头颈后侧都应垫毛毯。
根据每一次的辅具搭建情况，有时还需要两
张折叠成小块的毛毯，以保持头颈的柔软。
恢复初期，双腿弯曲放松，使用抱枕支撑
（图8.1.2）。不久，使用两个4.5千克的杠铃
片，中间夹沙袋，放在双脚之间，保持脚底外
展，进一步打开骨盆（图8.1.3）。接下来，
在每条腿的髋部和脚踝处绑伸展带，保持大
腿和小腿牢牢贴靠，进一步展开腹股沟内侧
（图8.1.4）。双脚之间夹砖进一步打开腹股沟
和骨盆（图8.1.5）。大腿内侧靠近髋部的位置
分别放一个11千克的杠铃片，进一步打开髋臼
（图8.1.6）。

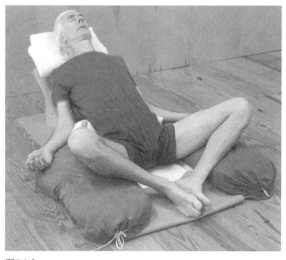

图8.1.2

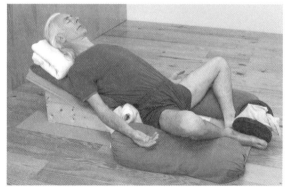

图8.1.3

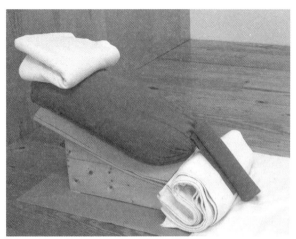

图8.1.1

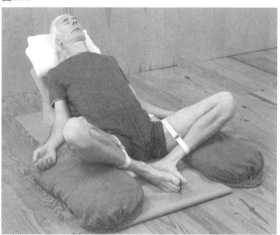

图8.1.4

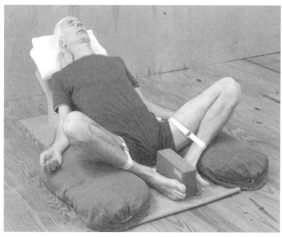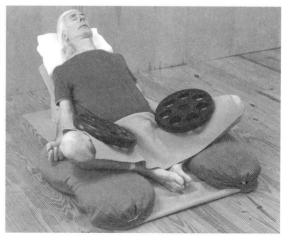

图8.1.5   图8.1.6

　　手臂放在抱枕上，和髋部呈 45°。戴夫使用两个抱枕支撑背部，不再使用狮式盒和抱枕（图 8.1.7）。手臂向两侧打开，和肩膀平齐，手下面垫泡沫板，掌心放沙袋（图 8.1.8）。腋窝和腿窝彻底打开。

　　Supta Baddha Koṇāsana（仰卧束角式）有益于前列腺和膀胱的健康，促进了盆腔区域的血液循环。 要确保戴夫在每一个腿部姿势的强度下都感觉舒适，这样才不会产生紧张感，并进行深度休息。

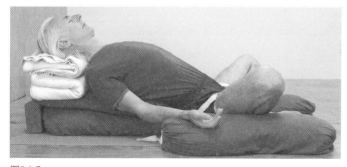

图8.1.7

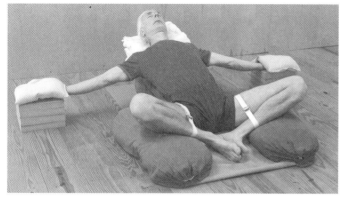

图8.1.8

2. Supta Vīrāsana（仰卧英雄式）

辅具摆放方式与 Supta Baddha Koṇāsana（仰卧束角式）类似，在狮式盒的上部斜面上放一个抱枕和一张毛毯，并卷一张瑜伽垫支撑躯干。折一张毛毯填充狮式盒和臀部之间的空隙。使用 11 千克的杠铃片，使大腿肌肉沉向骨骼，确保腹部柔软。手臂向两侧横向伸展，与肩膀同高。小腿胫骨下面垫两张毛毯，让双脚垂落，低于小腿，缓解脚踝的不适（图 8.2.1）。

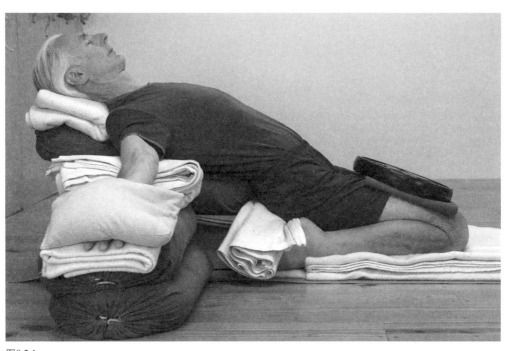

图8.2.1

3. Setubandha Sarvāṅgāsana（桥形所有肢体式）组合
Dwi Pāda Viparīta Daṇḍāsana（双脚倒手杖式）（交叉抱枕）

a.Daṇḍāsana（手杖式）腿的摆放

两个抱枕交叉放置，上方抱枕两端下面各垫一个四分之一圆砖，防止两端下沉。一块斜木板垫在骨盆下部，一块三角板垫在髋部两侧。骨盆上绑伸展带，系在股骨头外侧。下面几种腿的摆放也使用这些辅具。这样可以平衡并柔软下腹部。在大腿中部绑一条伸展带，双脚也绑一条伸展带。

双脚放在两个抱枕上，与髋同高，保持下背部延展，避免刺痛感。这样在结构上实现了双腿的正位，从而实现器官体的正位，有益于循环健康。手心放沙袋，手臂放在抱枕上，与肩膀同高（图8.3.1）。Baddha Koṇāsana（束角式）后面可以重复 Daṇḍāsana（手杖式）腿的摆放。

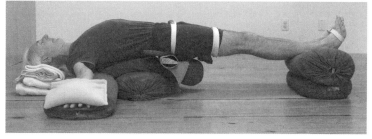

图8.3.1

b.Upaviṣṭa Koṇāsana（坐角式）腿的摆放

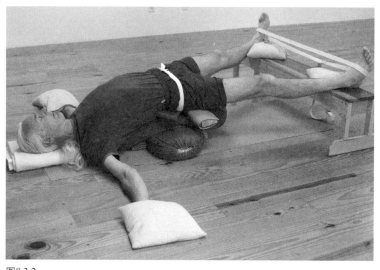

双腿分开放在桥式凳上。双脚立直向上，脚跟内侧放沙袋，用一条长伸展带绑在双脚外侧。戴夫必须从前一个体式中出来更换辅具。因为在这个体式中，肩膀下不使用抱枕，所以手臂下面无须垫东西。掌心放沙袋（图8.3.2）。

图8.3.2

c.Baddha Koṇāsana（束角式）腿的摆放

　　双腿各绑一条伸展带，让小腿靠近大腿，帮助腹股沟和骨盆打开。使用抱枕支撑大腿外侧，保持大腿外侧去向髋臼。抱枕下面垫斜木板和桥式凳。双脚之间夹砖，进一步打开骨盆（图8.3.3）。

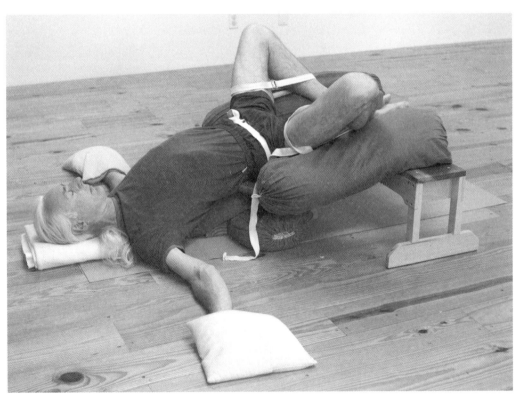

图8.3.3

4. Sālamba Pūrvottānāsana（有支撑的东方强烈式）

伸展带绑在骨盆和大腿中部，骨盆下部垫三角板。用狮式盒的上部斜面支撑双脚，用砖的窄边夹在双脚之间。砖使双腿、骨盆结构和身体器官进一步正位。手臂和肩膀在一条直线上，掌心放沙袋（图 8.4.1）。

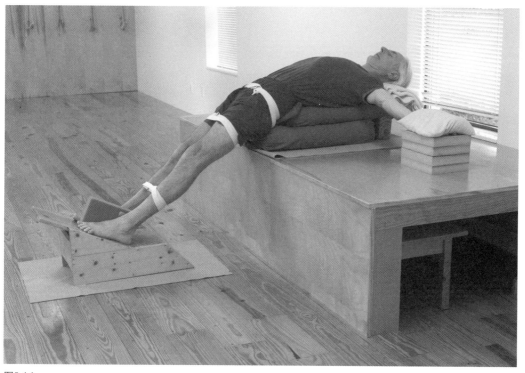

图8.4.1

5. Dwi Pāda Viparīta Daṇḍāsana（双脚倒手杖式）

a.Daṇḍāsana（手杖式）腿的摆放

倒手杖凳支撑躯干；沿长边折两张毛毯垫在躯干下面；进而提升脊柱高度，帮助脊柱收入身体，打开胸腔。与前面的体式类似，骨盆下部水平地垫一块斜木板，骨盆上部下方垫三角板。在骨盆下部和大腿中部以及双脚绑伸展带。双脚之间夹砖。

双脚放在放有砖的倒箭盒上，让双脚与骨盆同高。两个矮犁式盒支撑双手与肩膀同高，掌心放沙袋。头部和颈部后侧用抱枕和毛毯支撑，保持颈部柔软。一个抱枕平放在地面上支撑垫在颈部后的另一个抱枕（图8.5.1）。完成 Baddha Koṇāsana（束角式）后可以重复这个腿的摆放。

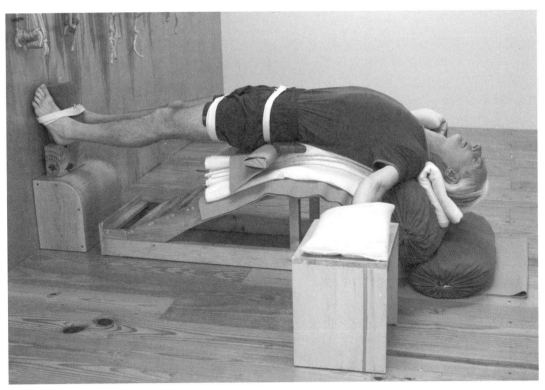

图8.5.1

b.Upaviṣṭa Koṇāsana（坐角式）腿的放置

双脚分开放在祛风式凳上，脚跟内侧放沙袋，双脚外侧绑一条长伸展带（图 8.5.2）。

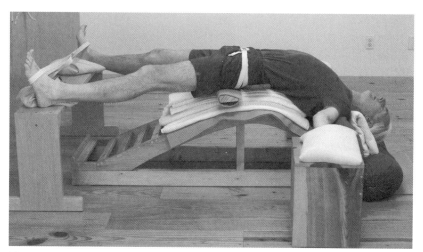

图8.5.2

c.Baddha Koṇāsana（束角式）腿的摆放

大腿外侧垫抱枕。使用祛风式凳和斜木板固定抱枕的位置（图 8.5.3）。

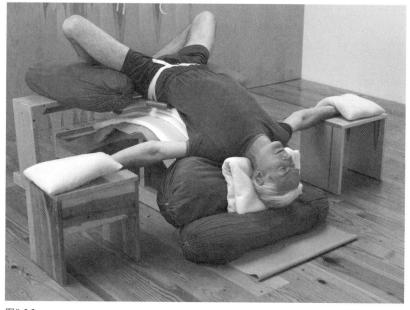

图8.5.3

220

6. Ūrdhva Mukha Śvānāsana（上犬式）

使用讲台和抱枕支撑大腿，双手向外转。用伸展带绑住骨盆下部。双腿间距宽于骨盆，大腿和耻骨主动上提（图8.6.1）。

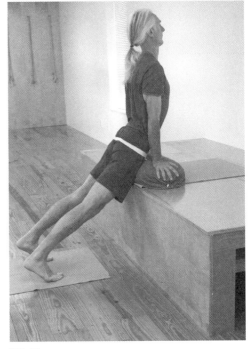

图8.6.1

7. Adho Mukha Śvānāsana（下犬式）

两根上墙绳和一根下墙绳系在一起支撑骨盆。狮式盒支撑脚掌，脚跟抬高抵墙。双手抱住犁式盒，头部放在抱枕上休息（图8.7.1）。

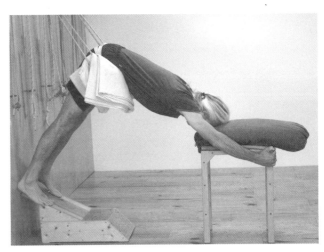

图8.7.1

8. Upaashrayi（后仰体式）

a. Upaashrayi Upaviṣṭa Koṇāsana（后仰坐角式）腿的摆放

倒手杖凳上纵向放置一个抱枕支撑躯干，再横向放置一个抱枕，上面放两张毛毯支撑头部和颈部。折一张毛毯填充下背部和倒手杖凳之间的空隙。骨盆处绑伸展带。臀部提起坐在抱枕上，双脚分开，脚跟抵杠铃片。手臂向两侧横向伸展，双手使用矮犁式盒支撑，犁式盒上垫毛毯，使双手与肩膀在一条直线上。掌心放沙袋，保持双手打开（图8.8.1）。

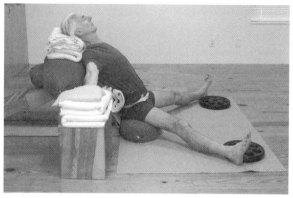

图8.8.1

b. Baddha Koṇāsana（束角式）腿的摆放

摘下绑在骨盆上的伸展带，放松地向两侧屈膝。大腿外侧垫抱枕，双腿分别绑伸展带（图8.8.2）。如图8.8.3所示，两名辅助者将绳子套在戴夫的大腿和辅助者自己的小腿上，并且向后拉动，这样可以进一步打开骨盆。

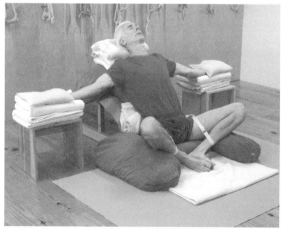

图8.8.2

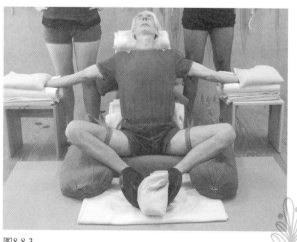

图8.8.3

9. Setubandha Sarvāṅgāsana（桥形所有肢体式）

a.Daṇḍāsana（手杖式）腿的摆放

辅具的使用同本章体式8
（图8.9.1）。

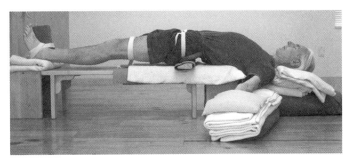

图8.9.1

b.Upaviṣṭa Koṇāsana（坐角式）腿的摆放

辅具的使用同本章体式8
（图8.9.2）。

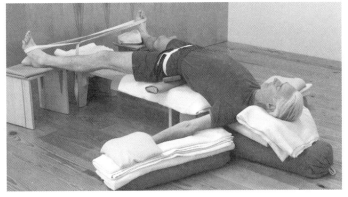

图8.9.2

c.Baddha Koṇāsana（束角式）腿的摆放

辅具的使用同本章体式8
（图8.9.3）。完成 Baddha Koṇāsana
（束角式）腿的摆放后可以重复
Daṇḍāsana（手杖式）腿的摆放。

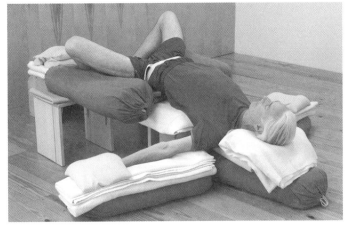

图8.9.3

10. Viparīta Karaṇī Sarvāṅgāsana（倒箭所有肢体式）

从上一个体式开始，屈双腿，小腿放在侧向摆放的犁式盒上。小腿下面垫一张毛毯会较为舒适，用伸展带把大腿绑在犁式盒上。骨盆下面垫斜木板和三角板，骨盆上部绑伸展带。手臂和头部的支撑同本章体式 8（图 8.10.1）。

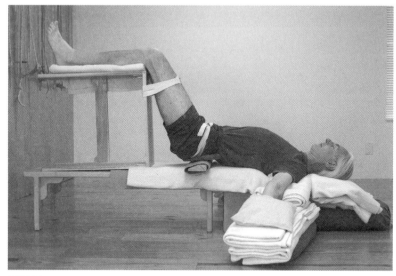

图8.10.1

11. Śavāsana（挺尸式）

两把高椅的椅座向外转成一个角度，支撑戴夫打开小腿。将一张瑜伽垫卷成筒状，垫在骶骨下面。辅助者把筒状的瑜伽垫轻柔地向外拉动，避免戴夫臀部上翘。这样的调整可以完全放松并柔软下腹部内脏器官。掌心放沙袋，放松双手，帮助头脑保持安静（图 8.11.1）。

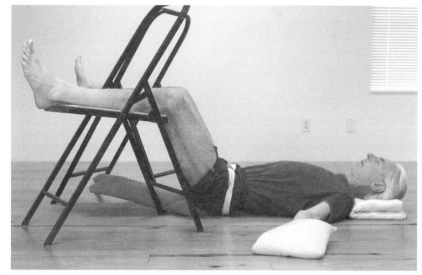

图8.11.1

第九章

调　息

调息首先要观察鼻腔、喉咙和肺的入息和出息，使之等长。调息可以系统化地培养出有觉知的更长的出息和入息，以及呼吸中断与屏息。调息有助于平衡神经系统，平静大脑，帮助思维集中，给习练者带来更多的健康和活力。

调息最好在艾扬格瑜伽认证教师的指导下学习，因为习练不当会干扰头脑。错误的习练可能会导致头晕，刺激中枢神经系统。不过，初学者在有支撑的 Śavāsana（挺尸式）中只专注于缓慢轻柔的 Ujjāī（乌伽依式）呼气即可，这样不会产生扰乱。因此，初学者这样习练是完全没有问题的。更多详情请参考《调息之光》（艾扬格，1981）。呼吸系统有问题的习练者，最好专注于第一章的辅助仰卧体式或第二章的有支撑的面朝下的坐立前屈体式，通过这样的方式运用肺的后部加强呼吸。

这里给出一些关于如何开始坐立调息的例子，指导习练者如何进步。Bahya（呼气）和 Abhyantara（吸气）Ujjāī（乌伽依式）、Viloma（间断）调息法、Pratiloma（坐立反自然顺序）调息法可以在艾扬格瑜伽认证教师的指导下谨慎习练。

反向坐在椅子上，双腿向外打开抵在椅背外侧，这样有助于打开腹股沟，上提骶骨。木马横杠支撑骶骨，横梁支撑手臂横向打开（图 9.1.1）。下一阶段，手肘向后弯曲，勾在木马横梁上，帮助肩胛骨收入背部（图 9.1.2）。上臂勾在横梁后面，双手握住横杠（图 9.1.3）。手臂呈以上姿势时，双腿也可以伸进椅背里面，脚跟和大腿向外推椅子，给躯干提供稳定支撑（图 9.1.4）。眼纱卷垫在下巴下面，有助于消除颈部和肩部的紧张感，同时低头进入 Jālandhara Bandha（收颌收束法）（图 9.1.5，双腿在椅子外面）。

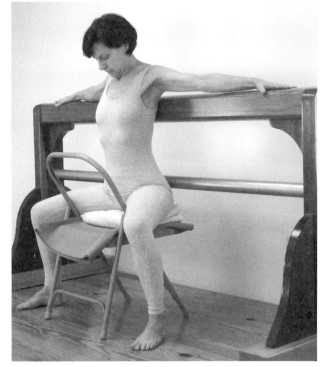

图9.1.1

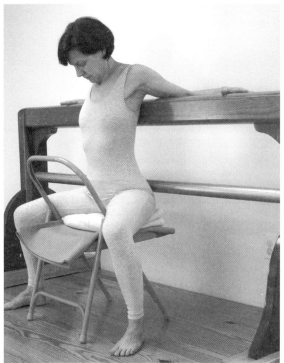

图9.1.2

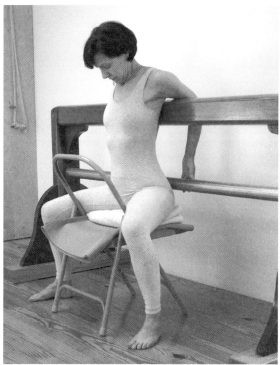

图9.1.3

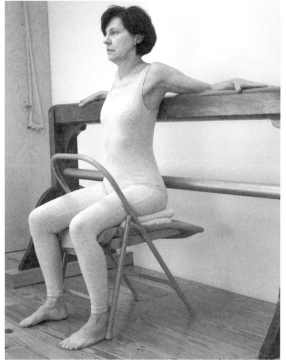

图9.1.4

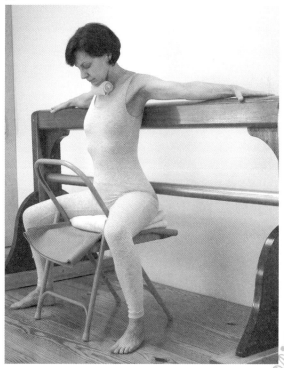

图9.1.5

采用 Svastikāsana（万字符式）靠墙坐好，臀部下面垫抱枕和毛毯，帮助身体稳定，使肩膀位于髋部正上方。墙壁可以反映出肩膀沿墙下滑的问题。小腿和脚之间夹毛毯，放松双腿，上提脊柱。折一张瑜伽垫放在大腿上有助于放松前臂，同时不要让上臂前推。上臂、骶骨和上背部均贴墙。辅助者推习练者的双肩，帮助其上提胸骨，展宽锁骨（图 9.1.6）。将眼纱卷垫在下巴下面，使头部进入 Jālandhara Bandha（收颌收束法），同时不要给颈部或肩部造成任何紧张。

　　掌心向下，释放双手的紧张（图 9.1.7）。

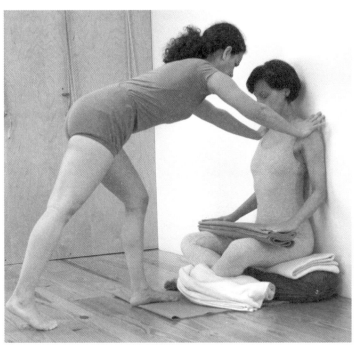

图9.1.6

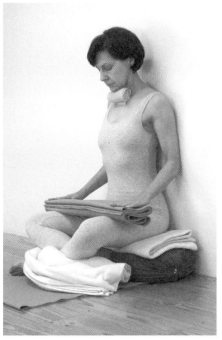

图9.1.7

编后记

　　瑜伽的两大支柱——坚持习练和淡然不执（《瑜伽经》1.12）有助于习练者战胜意识的波动。面对癌症，瑜伽提供了一种踏实、安定的力量，使习练者得以平静接受这一改变人生的诊断结果。

附 录

关于艾扬格瑜伽辅助癌症患者康复的研究如下：

1. BANASIK J, WILLIAMS H, HABERMAN M, et al. Effect of Iyengar yoga practice on fatigue and diurnal salivary cortisol concentration in breast cancer survivors [J]. Journal of the American academy of nurse practitioners, 2011, 23: 135-142.

2. BOWER J E, GARET D, STERNLIEB B. Yoga for persistent fatigue in breast cancer survivors: results of a pilot study [J/OL]. Evidence-based complementary and alternative medicine,2011: 1-8.

3. BOWER J E, GARET D, STERNLIEB B. et al. Yoga for persistent fatigue in breast cancer survivors: a randomized controlled trial [J]. Cancer, 2012, 118(15): 3766-3775.

4. DANHAUER S, MIHALKO S, RUSSELL G, et al. Restorative Yoga for women with breast cancer: findings from a randomized pilot study [J]. Psychooncology, 2009: 18(4), 360-368.

5. DUNCAN M D. Evaluation of an Iyengar yoga intervention for women with cancer [D]. Saskatoon: University of Saskatchewan, 2007.

6. DUNCAN M D, LEIS A, TAYLOR–BROWN J W. Impact and outcomes of an Iyengar yoga program in a cancer centre [J]. Curr Oncol, 2008, 15(2): 72-78.

7. GALANTINO M L, CANNON N, HOELKER T, et al. Effects of Iyengar yoga on measures of cognition, fatigue, quality of life, flexibility, and balance in breast cancer survivors: a case series [J]. Rehabilitation Oncology, 2008, 26(1): 18-27.

8. GALANTINO M L, GREENE L, DANIELS L, et al. Longitudinal impact of yoga on chemotherapy-related cognitive impairment and quality of life in women with early stage breast cancer: a case series [J]. Explore, 2012, 8: 127-135.

9. SPEED-ANDREWS A E, STEVINSON C, BELANGER L J, et al. Pilot dvaluation of an Iyengar yoga program for breast cancer survivors [J]. Cancer Nursing, 2010, 33(5): 369-381.

10. SPEED-ANDREWS A E, STEVINSON C, BELANGER L J, et al. Predictors of adherence to an Iyengar yoga program in breast cancer survivors [J]. International Journal Of Yoga, 2012, 5: 3-9.

致 谢

带着无限的感激与谢意，我要感谢 Nicole Faurant 不辞辛劳地为本书做体式演示。感谢 Tara Tubb 和 Besty Hearne 对英文版进行的编辑。还要感谢 Tara、Jerry Chiprin、Penny Hanna、Barb Bair 和 Becky Meline 对摄影准备的帮助。尤其要感谢 Betsy Hearne、David Carpenter、Dave Pettengill 和 Eliana Brown 勇敢地讲述了他们的故事，并为本书做体式演示。